Cuidar do idoso em casa
Limites e possibilidades

FUNDAÇÃO EDITORA DA UNESP

PRESIDENTE DO CONSELHO CURADOR
Herman Voorwald

DIRETOR-PRESIDENTE
José Castilho Marques Neto

EDITOR-EXECUTIVO
Jézio Hernani Bomfim Gutierre

ASSESSOR EDITORIAL
Antonio Celso Ferreira

CONSELHO EDITORIAL ACADÊMICO
Alberto Tsuyoshi Ikeda
Célia Aparecida Ferreira Tolentino
Eda Maria Góes
Elisabeth Criscuolo Urbinati
Ildeberto Muniz de Almeida
Luiz Gonzaga Marchezan
Nilson Ghirardello
Paulo César Corrêa Borges
Sérgio Vicente Motta
Vicente Pleitez

EDITORES-ASSISTENTES
Anderson Nobara
Arlete Zebber
Ligia Cosmo Cantarelli

COLEÇÃO SAÚDE E CIDADANIA

CONSULTORES
Antonio de Pádua Pithon Cyrino (coord.)
Everardo Duarte Nunes | José Ricardo de C. M. Ayres
Lilia Blima Schraiber | Rita Barradas Barata

SECRETÁRIA
Rosa Maria Capabianco

ÂNGELA MARIA MACHADO DE LIMA
CARINE TELES SANGALETI

Cuidar do idoso em casa
Limites e possibilidades

editora
unesp

© 2010 Editora UNESP

Direitos de publicação reservados à:
Fundação Editora UNESP (FEU)
Praça da Sé, 108
01001-900 – São Paulo – SP
Tel.: (0xx11) 3242-7171
Fax: (0xx11) 3242-7172
www.editoraunesp.com.br
www.livrariaunesp.com.br
feu@editora.unesp.br

CIP-BRASIL. Catalogação na fonte
Sindicato Nacional dos Editores de Livros, RJ

L696c

Lima, Ângela Maria Machado de
 Cuidar do idoso em casa: limites e possibilidades/Ângela Maria Machado de Lima, Carine Teles Sangaleti. – São Paulo: Editora UNESP, 2010.
 206p.: il.

Anexos
Inclui bibliografia e glossário
ISBN 978-85-393-0013-6

 1. Envelhecimento. 2. Idosos – Cuidados no lar. 3. Idosos – Cuidado e tratamento. 4. Idosos – Relações com a família. 5. Cuidadores – Manuais, guias etc. I. Sangaleti, Carine Teles. II. Título.

10-1329.
CDD:362.61
CDU: 613.98

Editoras afiliadas:

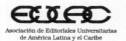
Asociación de Editoriales Universitarias
de América Latina y el Caribe

Associação Brasileira de
Editoras Universitárias

Agradecimentos

Aos idosos, seus cuidadores e familiares e à equipe de Atenção Domiciliar do CSE–Butantã, pela colaboração imprescindível à elaboração deste livro e pela autorização para a publicação de suas fotos.

Sumário

Agradecimentos

Capítulo 1 | Introdução 9
   O envelhecimento como questão social
      e a gestão da velhice 12
   A gestão social do envelhecimento
      e a saúde e produção de sentidos 17
   Raízes históricas das práticas em saúde
      destinadas a idosos no Brasil 24

Capítulo 2 | Atenção domiciliar: uma forma de apoio
   ao cuidado do idoso 35

Capítulo 3 | Reflexões sobre a particularização
   ou coletivização do cuidado 43

Capítulo 4 | O cuidado do idoso: aspectos práticos
   e cotidianos 47
   Alimentação e envelhecimento 48
   O uso de medicamentos em idosos 59
   Prevenção e manejo das quedas: um desafio
      no envelhecimento 63
   Cuidados com a higienização do idoso 71

Capítulo 5 | Reflexões e abordagens de situações complexas 79
   Depressão no idoso: causas, como identificar e possíveis abordagens 80
   Cuidando do idoso com quadro demencial 88
   Violência contra o idoso 103

Capítulo 6 | E quando não é possível cuidar do idoso em casa? 121
   Redes de suporte social e o cuidado em instituições de longa permanência para idosos (ILPI) 121

Capítulo 7 | Espaço do cuidador – o cuidado com quem cuida 135

Capítulo 8 | Considerações finais 141

Glossário 143

Recursos 147

Telefones e contatos úteis 151

Referências bibliográficas 153

Anexo (Estatuto do Idoso) 157

Introdução

A preocupação com o acelerado processo de envelhecimento populacional vem se acentuando, principalmente desde meados do século XX. Sem dúvida, isto se deve às mudanças ocorridas nos grupos etários, e à estrutura etária da população, que conta com um número, absoluto e relativo, cada vez maior de idosos em sua composição. Porém, seria insuficiente considerar que as mudanças e formas de enfrentar o envelhecimento são puros reflexos desse aumento na representatividade numérica de indivíduos cada vez mais velhos. Há também em curso mudanças socioculturais nas formas de pensar e gerir as assim denominadas etapas da vida de um modo geral e a velhice em particular (Cohen, 1998; Debert, 1999; Lima, 2003).

Por exemplo, observamos que é bastante difundida entre os brasileiros a noção de que os idosos convivam "com todos", isto é, que os mais velhos vivam o maximo possível em comunidade e não em instituições.

As constantes denúncias recentemente veiculadas por meios de comunicação sobre a precária situação de funcionamento de "casas de repouso" para idosos, assim como a fragilidade das famílias para cuidar e/ou proteger os mais velhos indicam a necessidade de soluções bem fundamentadas para a questão, senão consensual pelo menos majoritária, sobre o lugar que um novo sujeito coletivo, o idoso, ocuparia no espaço social, nas últimas duas décadas.

Essa discussão, em princípio aplicada às práticas centradas na tutela da velhice e na institucionalização do idoso *versus* práticas de atenção a idosos que vivem em comunidade, vem se ampliando e, deste modo, incluindo outros espaços de proteção e cuidado, tais como a atenção domiciliar ao idoso dependente, centros de convivência, centros de referência de assistência ao idoso, "centros-dia" etc.

Algumas pesquisas apontam como tendência geral a defesa de que eles participem integralmente, e com maior "visibilidade" da vida social. Desse modo, é quase senso comum admitir que o "lugar do idoso" é não apenas nas instituições "asilares", nos serviços de saúde ou em filas do INSS, mas também em atividades culturais, universidades, movimentos sociais, campanhas políticas, grupos de terceira idade etc. E, preferencialmente, ocupando uma posição de "protagonista", isto é, tendo uma participação ativa e gerenciando sua própria vida.

Nas duas últimas décadas, facilmente observamos um incremento de manifestações de variadas naturezas acerca do envelhecimento e da velhice, as quais aparecem acompanhadas de adjetivos positivos, como *saudável, bem-sucedida, produtiva* e *ativa*, em jornais, rádios, na televisão e também em pesquisas focadas no tema.

Cabe a nós indagar se, levando-se em conta essa imagem de uma "velhice vencedora", já se considera "coisa do passado" a ideia negativa de que o lugar do idoso no fim de seus dias são os "asilos"; ou, para usar a expressão mais recomendada recentemente, as instituições de longa permanência para idosos (ILPI). Será que essa mudança de *status* social da velhice (de encargo para recurso social) se aplicaria também aos idosos portadores de dependência?

Estas são questões que estão "no coração" da Saúde e da Gerontologia, a ciência que estuda o envelhecimento. Apresentamos, neste texto, reflexões sobre o processo do envelhecimento e a velhice como questões sociais, ao examinar a gestão da atenção para idosos, salientando as possibilidades e os limites de cuidados domiciliares prestados por profissionais e cuidadores, ou realizados pelos próprios idosos (autocuidado). No plano prático, buscamos orientar os cuidados com o objetivo de contribuir para a qualidade de vida dos que envelhecem, de seus familiares e cuidadores.

O envelhecimento como questão social e a gestão da velhice

Conforme já dissemos, pesquisas demonstram que o contingente de pessoas com 60 anos ou mais vem aumentando de modo bastante acelerado nas últimas décadas. Este rápido envelhecimento da população tem importantes repercussões na vida dos idosos, de suas famílias e das comunidades em que vivem.

Tal situação colocou na pauta do poder público (Estado) a necessidade de desenvolver programas governamentais especificamente dirigidos a essa faixa etária. Assim, os idosos, antes apenas sob a responsabilidade das famílias ou de entidades filantrópicas, vêm se tornando cada vez mais alvo de políticas públicas. Por outro lado, os próprios idosos têm se organizado para reivindicar o reconhecimento de aspectos específicos do envelhecimento e da velhice (com qualidade) como um direito de todos.

No Brasil, esses processos culminaram recentemente na regulamentação da Política Nacional do Idoso e do Estatuto do Idoso, dispositivos legais que visam fundamentalmente garantir o direito a uma melhor qualidade de vida e à proteção, na velhice.

No entanto, é evidente que essas medidas ainda são insuficientes para garantir um deslocamento do amparo tutelar do antigo asilo para o cuidado baseado em princípios de cidadania plena, ou seja, o efetivo exercício de direitos e deveres dos sujeitos, neste caso, idosos.

Também podemos assumir que o modo como a sociedade trata os idosos e como eles próprios se concebem é bastante contraditório. Na maioria das vezes, prevalece a visão negativa do envelhecimento, pois mantém-se e reproduz-se a ideia de que a pessoa vale quanto produz, no sentido de quanto realiza tarefas e quanto recebe como remuneração. Por isso, os idosos, em sua grande maioria fora do mercado do trabalho formal e, quase sempre, ganhando pouco por sua aposentadoria, aparentemente podem ser descartados, já que são considerados ultrapassados, inadequados ao ritmo atual ou "aposentados da vida". Mas há outra visão extrema porém positiva da velhice: aquela que vem da convivência com a pessoa idosa e de sua valorização por causa de sua história, sabedoria, coragem e contribuição às famílias, instituições e à sociedade.

É sabido também que os próprios idosos podem ajudar a produzir uma ideologia negativa a seu respeito. Muitos não se conformam com a recomposição de poder na relação com outras gerações; outros se desorientam ao se aposentarem, momento em que sentem sua própria identidade se desconfigurar ao se afastar do trabalho; vários se privam de contatos sociais, experimentando o isolamento, a antecipação do fim da vida ou condenando-se a um tipo de *eutanásia social*, para citar as sensíveis e recentes reflexões da professora Elisabeth Mercadante, reconhecida pesquisadora em Gerontologia, da PUC-SP.

Ao mesmo tempo, nota-se claramente que a imagem da velhice bem-sucedida, apresentada pela mídia e por pesquisas recentes, contrasta com a teoria desenvolvida pela Gerontologia, que, em sua vertente mais tradicional, segundo Tornstam (1992), oferece duas formas polares de conceber o envelhecimento: a perspectiva da velhice dependente *versus* a perspectiva da velhice como fonte de recursos.

Estas seriam perspectivas polares, aparentemente opostas, em que os estereótipos de abandono e solidão, pressupostos da primeira abordagem, são substituídos pelos de idosos que redefinem positiva e individualmente a experiência do envelhecimento, na segunda proposição.

Entre os pesquisadores do campo da Gerontologia há os que adotam a perspectiva da dependência, para os quais a velhice é interpretada como problema emergencial, que deve ser estudado e tratado tendo-se em vista a necessidade de programar o envelhecimento individual e populacional bem-sucedido. Essa visão prevalecia até os anos 70 e, segundo Debert (1999), ainda predomina entre os especialistas e gerontólogos brasileiros.

Do outro lado, de acordo com o próprio Tornstam, a perspectiva extrema do idoso como fonte de recursos apresenta uma limitação importante: vincular à motivação e ao empenho individual dos que envelhecem a requalificação da noção de envelhecimento, que, de uma experiência negativa de inatividade e perdas, assumiria o significado de momento privilegiado para a expressão de novas formas de atividade e participação.

A quem caberá a construção de novos destinos para a velhice?

Desde meados do século XX, percebemos que o idoso, até pouco tempo considerado quase residual em nosso meio, é um ator não mais ausente dos discursos de políticos, planejadores de novos mercados de consumo e de novas formas de lazer. E que, desde a regulamentação do Estatuto do Idoso, vem cada vez mais sendo reconhecido como pessoa que deve se apropriar de uma nova perspectiva: a condição de sujeito com direitos.

Em sociedades ocidentais modernas, essa condição pode ser reconhecida quando examinamos, por exemplo, os desafios que se colocam ao se pautar a gestão da velhice como "direito de todos e dever do

Estado". Algumas pesquisas consideram que esse processo de responsabilização social pelos destinos do envelhecer, a partir do início do século XX, se expressa num duplo movimento, denominado *privatização/publicização* seguido de *reprivatização* no que se refere às políticas e aos recursos públicos destinados a atender ao segmento idoso.

Por muito tempo, as sociedades contemporâneas viram a gestão da velhice como uma problemática específica da vida privada e familiar em sociedades contemporâneas, ou, em termos institucionais, uma questão circunscrita ao âmbito da previdência individual e das instituições filantrópicas.

Porém, em meados do século XX, o envelhecimento adquiriu visibilidade social, isto é, conquistou publicidade, expressão e legitimidade no campo das preocupações sociais e se transformou em questão da esfera pública da sociedade. Mas, conforme assinalamos anteriormente, nas últimas décadas, a gestão do avanço da idade passou por um processo conhecido em Gerontologia como *reprivatização* da velhice, que recolocou o envelhecer e os seus destinos sob a responsabilidade individual. Esse processo abriu espaço para que a velhice ocupe um lugar menos prioritário no leque das preocupações sociais, mas, por outro lado, favorece-se a possibilidade de que reinventemos novos rumos para a gestão dessa etapa da vida (Debert, 1999). Quais as repercussões desses movimentos na gestão da saúde?

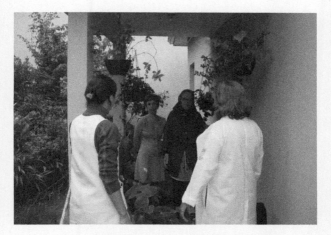

Figura 1.1 Idosa e cuidadora recebem a equipe de saúde do Centro de Saúde Escola do Butantã, da Faculdade de Medicina da USP (CSE-Butantã/FMUSP) para atendimento domiciliar.

A gestão social do envelhecimento e a saúde e produção de sentidos

O processo de *reprivatização* da gestão da velhice pode ser identificado quando examinamos, por exemplo, documentos oficiais elaborados pelo Estado brasileiro, que instruem sobre políticas públicas de atenção à saúde do idoso.

Analisar essas políticas nos conduz à seguinte indagação: os princípios anunciados, em suas diretrizes, influenciam a construção de práticas inclusivas, interativas e com atribuição de responsabilidades bem estabelecidas?

Lima (1996) observou que, em suas proposições, essas políticas sofreram reorientações sucessivas ao longo do tempo, com progressiva redução de seus enunciados originais (princípios, diretrizes e planos de ação), o que causou a redefinição da dimensão mais imediatamente pública dessas políticas sociais.

Esse deslocamento de responsabilidades em alguma medida influenciou o desenvolvimento de outros modos de gerir a saúde no envelhecimento, tais como as redes informais de apoio para amparar idosos, cuidadores e familiares de idosos dependentes que vivem em comunidades (Karsch, 1998).

As visões extremas da velhice, ou seja, os estereótipos da velhice bem-sucedida e seu contraponto, a velhice dependente, também contribuíram para deslocar simbolicamente a responsabilidade do bem envelhecer prioritariamente para o indivíduo que envelhece. É como se o destino de bem envelhecer fosse responsabilidade exclusiva de cada um, situação agravada pelo fato de os custos da cobertura assistencial da velhice avançada serem cada vez mais altos.

Um reflexo dessas mudanças também se vê em programas que incentivam a promoção da saúde e o controle dos riscos de adoecer, enfatizando a importância de se adotar medidas de autocuidado fortemente autorreguláveis, as quais visam manter e promover o envelhecimento bem-sucedido.

A nossa reflexão neste texto defende a necessidade de resistir à tendência da responsabilização apenas individual das pessoas mais velhas por sua saúde, frequentemente associada a propostas de autocuidado e/ou autoajuda, tomando como referência os aspectos estruturais do processo de organização da atenção à saúde no Brasil e as potencialidades dos serviços de saúde para desenvolver corresponsabilidades na gestão da velhice. O nosso foco principal são os cuidados domiciliares. E o nosso ponto de partida é a organização dos serviços de saúde.

Sabemos que, desde meados da década de 1960 até o final da década de 1980, os serviços de saúde, em todos os seus níveis de complexidade assistencial, atendiam os idosos (como parte da clientela adulta) com diagnóstico de doenças crônicas degenerativas. Apenas parte dessa clientela era atendida em unidades especializadas em Geriatria e Gerontologia, os chamados "Centros de Excelência".

Em virtude do incremento do envelhecimento populacional e dos problemas de saúde advindos desse processo, os idosos tornaram-se a população-alvo de programas específicos de atenção integral à saúde. Mas, apesar dessa efetiva expansão da atenção para a população idosa, o setor de atenção à saúde manteve a organização dos serviços centrada no atendimento médico individual em caso de doenças crônicas degenerativas, tais como diabetes, doenças cardiovasculares etc., restringindo-se, em grande parte, a atendimentos médicos eventuais, ou emergenciais, de complicações, por exemplo, em serviços de pronto atendimento e pronto-socorros.

Isso decorreu, em grande parte, do fato de a atenção à saúde no Brasil ainda se restringir à assistência médica individual, sendo frequente, nos serviços de saúde, que se equipare o envelhecimento a um dos seus atributos: a doença crônica degenerativa, que deve ser controlada *no* e *pelo* indivíduo (Lima, 1996). De modo mais incipiente, encontram-se também ações ligadas às atividades físicas que enfocam outros aspectos do envelhecimento, como a promoção e a manutenção da autonomia e da independência nas tarefas do cotidiano. Independentemente de essas abordagens se pautarem em visões menos ou mais extremas do envelhecimento, o que podemos nos indagar a respeito de ambas é o alcance das prescrições dos "comportamentos saudáveis", que, para se realizar, dependeriam centralmente da "força de vontade" do indivíduo.

Por outro lado, é necessário apontar também que há por parte do Poder Público o esforço para expandir a oferta de assistência tanto para idosos independentes quanto dependentes, concretamente representado por investimentos em centros de referência especializados em saúde no envelhecimento e pela implantação dos Programas de Saúde da Família, que preveem o atendimento médico domiciliar para as doenças crônicas, sabidamente mais prevalentes entre idosos. Isso ocorre, por exemplo, no município de São Paulo (Lima, 2003).

No entanto, até porque ainda não se implementaram de modo mais extensivo, essas iniciativas são ainda bastante incipientes no que se refere à cobertura da população-alvo, estando por se avaliar de modo mais amplo a efetividade do que se proporciona aos idosos nesses programas. Porém, algumas dessas experiências de atenção, como a assistência domiciliar oferecida em serviços básicos de saúde, já sinalizam a possibilidade de que se desenvolvam modelos de atenção à saúde que facilitem a interação entre os profissionais dos serviços e os idosos, seus cuidadores e a comunidade. Isso pode indicar a viabilidade de se programar serviços pautados pela cogestão de responsabilidades para organizar as ações de cuidado.

Tomamos como exemplo o Centro de Saúde Escola Samuel Barnsley Pessoa/FMUSP (CSE-Butantã), uma Unidade Básica de Saúde da rede do SUS situada na periferia oeste do município de São Paulo, que possui um programa de atenção domiciliar a idosos. Trata-se de um programa de atenção primária, do qual fazem parte a visita domiciliar com fins de vigilância epidemiológica e vigilância à saúde, a visita domiciliar realizada por agentes comunitários, além de atividades de assistência domiciliar desenvolvidas por outros profissionais de saúde.

O objetivo desse programa é oferecer, no domicílio, ações primárias de promoção, prevenção e reabilitação para indivíduos temporária ou definitivamente impedidos de acessar, por seus próprios meios, os serviços de saúde. Além disso, o programa visa incentivar o cuidado e o autocuidado dos pacientes e seus cuidadores, contribuindo para que as pessoas lidem do modo mais autônomo possível com suas eventuais limitações e para que se integrem socialmente.

Para atingir tal objetivo, esse serviço oferece instrumentos e estratégias diferenciadas, cujo horizonte ético é emancipar sujeitos *a priori* considerados dependentes dos serviços de saúde. Trata-se de buscar atender necessidades de saúde que transcendem as patologias e demandam uma importante complexidade assistencial. Para responder a essas sofisticadas necessidades, o programa busca introduzir novas tecnologias de atenção com atividades desenvolvidas diretamente na comunidade onde residem os idosos.

Inicialmente pensamos em apresentar uma reflexão sobre essa experiência, a qual poderá contribuir para identificar, no plano das práticas cotidianas dos serviços de saúde, os alcances e os limites das estratégias de atenção. No entanto, optamos por priorizar a abordagem da promoção da saúde no envelhecimento, por meio da maior compreensão das relações entre a adoção de medidas de cuidado e os processos particulares de envelhecimento, as condições de vida e a autonomia dos idosos. Refletir sobre essa experiência e outras semelhantes pode contribuir para identificar, no plano das práticas cotidianas dos serviços de saúde, os alcances e os limites das estratégias de promoção da saúde do idoso, visando uma maior compreensão das relações entre a adoção de medidas de cuidado e os processos particulares de envelhecimento, tais como as condições de vida e a autonomia dos idosos.

No plano mais geral, neste início do século XXI, são inúmeras as possibilidades de vivermos e convivermos com a(s) velhice(s) no sentido que a(s) reconhecemos. Para que isso se desenvolva do modo mais abrangente possível, necessitamos não apenas da melhoria circunstancial das condições de vida dos idosos, mas da ampliação do exercício constante da interação nos espaços cotidianos, como a efetivação de espaços de cidadania em domicílios, transportes coletivos, escolas, serviços de saúde e instituições de longa permanência, e a constituição de uma grande rede de cuidados.

No plano prático, programas e ações de boa qualidade que se organizam no atendimento às múltiplas necessidades dos que envelhecem podem contribuir como modelos de gestão compartilhada da velhice. Orientam cuidados mais importantes e incrementam a capacidade dos idosos, dos seus cuidadores, e da comunidade para lidar com o envelhecimento, a velhice e suas necessidades como questões que precisam ser compartilhadas.

Essa postura tende a favorecer a construção de novos sentidos para a experiência de envelhecer, deslocando visões extremas como a do envelhecimento bem-sucedido, ativo, saudável *versus* dependente para uma abordagem mais imediatamente relacional desse processo, que podemos denominar de **envelhecimento interativo**, e, desse modo, criar tendências para que se reinscrevam a velhice e os destinos do envelhecer nas complexas redes de relações sociais. Esse parece um bom início de caminho, se o que pretendemos é fomentar a emancipação de pessoas idosas e de seus cuidadores.

Vejamos como essas possibilidades vêm sendo encaminhadas historicamente no Brasil.

▇ Raízes históricas das práticas em saúde destinadas a idosos no Brasil

Sabemos que, em sociedades com formações sociais semelhantes à do Brasil, o corpo humano é tanto mais valorizado quanto mais possa ser identificado com uma força capaz de produzir e consumir. Do mesmo modo, testemunhamos que, para garantir a realização de uma adequada dinâmica produção-consumo em larga escala, é necessário que esses corpos se encontrem disponíveis em quantidade e com as qualidades adequadas, realizando o que se denomina de "processo produtivo".

Essa lógica se encontra na raiz do desenvolvimento de uma série de práticas sociais cuja principal finalidade está em controlar os corpos, no sentido de disciplinar sua força para a tarefa produtiva. Entre essas práticas destacam-se as da saúde.

Historicamente, os idosos se constituíram em alvo secundário para as práticas de saúde, uma vez que não são considerados parte prioritária das forças que geram trabalho e consumo. Nesse sentido, a atenção à saúde desse grupo populacional responde muito mais à necessidade de ampliar a produção-consumo de cuidados do que à de recuperar corpos para reinseri-los na produção.

Por outro lado, o desenvolvimento das forças produtivas foi determinante para a constituição do "direito à saúde" numa área vista como estratégica para a ampliação dos direitos sociais. Assim, o modelo de atenção individual à saúde é socialmente reafirmado como representante do direito social de igualdade, que pode ser representado pela normalidade fisiológica, definida pelo conceito de saúde-doença formulado pelas ciências biomédicas.

Vale dizer que os idosos, socialmente caracterizados por sua "improdutividade", eram tidos como parte da população à margem dos direitos sociais; esse estado de coisas só muda na segunda metade do século XX. Portanto, para esse grupo, o acesso à saúde é uma extensão do direito ao consumo de serviços de saúde centrados nos atendimentos médicos. Segundo Donnangelo e Pereira (1979), o acesso dos idosos à saúde ocorre simultaneamente ao de outros segmentos ainda não incluídos no processo geral de medicalização da sociedade, tais como os pobres, os trabalhadores rurais etc.

Outro movimento que contribuiu para a emergência e extensão das práticas de saúde para idosos foi a crescente divisão interna do trabalho médico em especialidades, quando surgem a Gerontologia e a Geriatria. Com essas novas áreas, estão ampliadas as alternativas de encaminhamento para tratamento das questões de saúde específicas do envelhecimento.

Desde o início do século XX, a Gerontologia e a Geriatria compõem os campos do saber científico cujo objeto formal de estudo é o envelhecimento. Foi em países como a Inglaterra, a França e os Estados Unidos que ocorreu o desenvolvimento mais expressivo dessas áreas (Castanheira; Teixeira; Lima, 1993).

No campo do discurso, essas áreas do conhecimento se expressam de modo importante como um saber multidisciplinar e definem, na área da Saúde, o envelhecimento e a velhice prioritariamente por sua natureza biológica, modulada pela dimensão sociocultural.

Nas práticas de saúde, a Gerontologia e a Geriatria são reconhecidas por três características principais: são especializadas quanto à natureza do trabalho que as compõe; são incipientes no que se refere à oferta de serviços para atender especificamente a população que envelhece, e contemporâneas quanto à data de sua emergência em sociedades ocidentais.

Em síntese, podemos afirmar que a expansão da Gerontologia e da Geriatria vem responder à necessidade de intervir nos problemas de saúde dos idosos, com o objetivo de satisfazer necessidades sociais de incremento de produção e consumo. Atende também, em parte, às reivindicações do movimento social pelo direito à saúde e pela proteção contra os efeitos, no corpo, dos desgastes da divisão social do trabalho.

Por outro lado, é preciso considerar que, em virtude do incremento do número de idosos na população e dos problemas de saúde advindos desse processo, as pessoas mais velhas tornaram-se a população-alvo de programas específicos de atenção integral à saúde. No entanto, predomina, como já mencionado, o atendimento médico individual às doenças crônicas degenerativas, em detrimento de outros aspectos da saúde no envelhecimento e de outras necessidades dos idosos.

Neste ponto fazemos as seguintes indagações: conhecendo-se os idosos brasileiros, quais suas necessidades mais urgentes? De que modo os serviços de saúde podem contribuir para reconhecer e atender tais necessidades?

Segundo estudos populacionais, a situação econômica dos nossos idosos é reveladora de uma condição de renda muito reduzida, que coloca quase a metade dessa população em situação de pobreza. A Pesquisa Nacional por Amostra de Domicílios (PNAD) aponta que

> em 1999, 12,2% dos idosos com mais de 60 anos de idade poderiam ser considerados pobres, pois sobreviviam com até meio salário mínimo *per capita* mensal. Se acrescentarmos o grupo que vivia com renda entre meio e um salário mínimo *per capita* (28,1%) é possível estimar que 40,3% dos idosos viviam em famílias com rendimento baixo. É importante ressaltar que 65% dos idosos eram, em 1999, chefes de família (pessoa de referência).

O estudo ainda demonstra que "mais de um terço deles (31,5%) se encontrava no mercado de trabalho. Esse contingente representava 4,5 milhões de pessoas, sendo que 3 milhões deles eram aposentados ou pensionistas" (PNAD, 1999). Os dados também indicam que muitos, depois de aposentados, voltavam para o mercado de trabalho para manter ou ajudar no provimento próprio e/ou das famílias, e que uma parcela significativa desses idosos não apresenta dependência física ou mental.

Esse contexto justifica o desenvolvimento de políticas públicas em saúde, algumas intersetoriais, que busquem atender às necessidades dos idosos, inclusive daqueles que precisam de maior atenção e proteção social.

Como apontamos anteriormente, exemplos dessas iniciativas são: a Política Nacional do Idoso, regulamentada em 1996, e, posteriormente, o Estatuto do Idoso, lei regulamentada em 2003. No entanto, esses dispositivos gerais ainda devem se efetivar em ações concretas, o que depende, inclusive, da participação mais efetiva dos próprios idosos para reivindicar e exercer seus direitos.

Sabemos que os idosos geralmente são portadores de muitas doenças, a maioria de natureza crônico-degenerativa, associada ou não com limitações, incapacidades ou dependências decorrentes das doenças ou de suas sequelas. Desde 1988, o grau de capacidade funcional é definido com base em critérios estabelecidos pela Organização Mundial de Saúde e ajuda a definir os graus de dependência.

A diminuição da capacidade para realizar atividades da vida diária aumenta a probabilidade de os idosos se tornarem dependentes de atenção à saúde, sendo mais dependentes aqueles que apresentam maior comprometimento da capacidade funcional.

Ainda no que se refere à organização dos serviços, o SABE, estudo desenvolvido em 2003 por pesquisadoras da USP (Lebrão; Duarte, 2003) indica que, no Brasil, cerca de 60% dos nossos idosos estão vinculados ao SUS, relação que diminui proporcionalmente aos anos de escolaridade: 42% para idosos com escolaridade entre 5 e 8 anos; 19,7% para o grupo com 9 a 11 anos; e 15% para os idosos com 12 anos ou mais (os de maior escolaridade). Por outro lado, verificou-se que o plano de saúde privado oferece maior cobertura para os mais escolarizados, isto é, 28,6% para o grupo com 5 a 8 anos de escolaridade; 49,7% para o grupo com 9 a 11 anos; e 64,5% para os demais.

O problema é que o SUS tem limitações para responder a esta importante demanda, o que faz que muitos idosos fiquem sem assistência, em atendimentos precários ou aguardando atendimento nas já famosas "listas de espera". A questão central resume-se na dificuldade de o Poder Público equacionar a problemática da capacidade assistencial do setor de Saúde para atender o contingente populacional socialmente mais desfavorecido.

Trata-se do desafio de oferecer ações diversificadas capazes de atender tanto o idoso saudável como o dependente, e também os que se encontram em fase terminal de doenças, em especial aqueles que dependem exclusivamente da cobertura do SUS. Apesar de o SUS representar uma política social das mais inclusivas, no Brasil há lacunas na organização dos serviços de saúde em diferentes níveis de complexidade assistencial. Essas lacunas dizem respeito tanto à quantidade como à qualidade da atenção oferecida às heterogêneas necessidades de saúde dos que envelhecem.

Cabe também arguir em que medida as políticas públicas e as ações se articulam entre si para oferecer atenção integral e assistência integrada e se contribuem para promover a equidade, ou seja, o atendimento a diferentes necessidades de saúde (regionais ou locais) com ações pautadas no princípio da justiça social. Em tese, essa medida, reduziria a exclusão e beneficiaria os idosos em piores condições sociais e de saúde.

Quando a questão da assistência à saúde é colocada em termos de equidade e justiça social são grandes os desafios que se impõem ao Poder Público. Do nosso ponto de vista, o recém-estruturado Programa Nacional de Atenção à Saúde da Pessoa Idosa tem de investir nas seguintes prioridades:

1. Implementação de políticas públicas ampliadas para promover o envelhecimento populacional saudável (interativo) e o fomento da prevenção de agravos à saúde no envelhecimento.

2. Extensão da cobertura assistencial do setor público de saúde para atender aos idosos em situação de dependência.

3. Desenvolvimento de políticas públicas para amparar as famílias e os cuidadores dos idosos socialmente vulneráveis.
4. Incremento de políticas públicas e programas de atenção em domicílio.
5. Desenvolvimento de políticas públicas e programas de saúde para amparar o óbito em domicílio.

Considerando o exposto, concluímos que a prática de saúde implementada em serviços, programas e ações organizados para atender às múltiplas necessidades dos que envelhecem pode inovar a gestão da velhice, orientando quanto aos cuidados mais importantes e incrementando a capacidade dos idosos e/ou dos seus cuidadores para lidar com o envelhecimento como questão a ser compartilhada. Dessa forma, contribui para que o envelhecimento seja um processo em corresponsabilidade com o Poder Público, já que, reconhecidamente, grande parte dos que envelhecem depende do atendimento oferecido nos serviços do SUS.

Acreditamos também que refletir sobre as experiências em curso pode contribuir para que se identifiquem no plano das práticas cotidianas dos serviços de saúde os alcances e os limites das estratégias de promoção, recuperação e reabilitação da saúde do idoso.

A seguir apresentamos alguns exemplos de cuidados que foram oferecidos a idosos tanto no nível domiciliar como ambulatorial, buscando contribuir para a reflexão a respeito de aspectos fundamentais na formulação de ações pautadas na gestão do envelhecimento interativo e da corresponsabilidade do cuidado.

Atenção domiciliar: uma forma de apoio ao cuidado do idoso

A atenção domiciliar é uma modalidade de cuidado prestada em domicílio por profissionais de saúde e assistência social e caracteriza-se pela realização de ações que visam atender às necessidades dos indivíduos que a recebem. É destinada, geralmente, àqueles indivíduos que apresentam alguma dificuldade, temporária ou permanente, de acessar os serviços da rede formal de apoio ou para aqueles que se beneficiam de alguma ação feita no domicílio.

O conhecimento das necessidades do paciente pode auxiliar os profissionais na prestação de cuidados que promovam, mantenham e reabilitem sua saúde e torna indispensável a interação desses profissionais não apenas com o indivíduo, mas também com seus familiares e demais pessoas que convivem com aquele que é cuidado. Dessa forma, família e comunidade, entendida aqui como uma ampla rede de apoio (vizinhos, comunidades de bairro, entidades religiosas, serviços de saúde e de assistência social), tornam-se parceiras indissociáveis para a assistência domiciliar devido à influência que podem exercer sobre o bem-estar do indivíduo que recebe o cuidado em casa.

Segundo a literatura, existem três tipos principais de atenção em domicílio: a visita domiciliar, o atendimento ou assistência domiciliar e a internação domiciliar (Duarte; Diogo, 2000).

A **visita domiciliar** é um tipo de atendimento realizado por um profissional, equipe de saúde ou serviço social, e contempla *ações de vigilância* à saúde voltadas à realização de orientações que promovam o cuidado, após o reconhecimento das necessidades do indivíduo. Um exemplo clássico desse tipo de atenção são as visitas realizadas em casos suspeitos e confirmados de dengue ou tuberculose e outras situações de saúde e/ou agravos que precisam ser vigiados pelo sistema de vigilância epidemiológica dos serviços de Saúde Pública. Nessa atividade, o profissional de saúde vai até o domicílio para verificar as condições do meio e de saúde dos indivíduos, das famílias e comunidades, visando encaminhar orientações e realizar cuidados.

A **assistência domiciliar**, por sua vez, envolve necessariamente a realização de *procedimentos técnicos* que exigem formação profissional qualificada, como, por exemplo, a realização de curativos, coleta de exames, consultas médicas, atendimento de enfermagem, fisioterapia, terapia ocupacional etc. Na assistência domiciliar também são dadas orientações aos indivíduos que recebem o cuidado e a todos os envolvidos com eles. Geralmente essa atividade é destinada àqueles idosos que apresentam alguma limitação física ou mental, temporária ou permanente, para acessar os serviços de saúde e assistência social, e a periodicidade dos atendimentos varia de acordo com a complexidade de cada caso.

No Brasil, a maioria dos serviços que presta assistência domiciliar exige, para oferecer seus serviços, que haja a presença da figura do cuidador no domicílio, que é o indivíduo do qual o idoso recebe o apoio/cuidado na realização das atividades que não consegue realizar sozinho (Amendola et al., 2005). Tais atividades podem ser simples, como alimentação, oferta de medicamentos e ajuda na troca de roupa ou mais complexas, como troca de curativo, transferência de lugar, movimentação na cama etc. O cuidador também é considerado um elo muito importante entre os serviços e o idoso, pois pode fornecer informações e garante a continuidade do cuidado inicialmente oferecido pela equipe de saúde. Muitas vezes essa figura é cobrada em demasia e isoladamente na realização de tarefas que promovam o cuidado do outro, o que pode levá-la ao desgaste e comprometer as relações que favoreceriam o cuidado e o autocuidado do idoso e do próprio cuidador.

Em algumas situações, o cuidador não está presente, casos em que os desafios para atender as necessidades dos idosos são ainda mais importantes, principalmente se considerarmos que a organização dos serviços de saúde em grande medida se pauta pelo princípio da responsabilização individual de quem está sendo cuidado, não prevendo a tarefa do cuidador como parte das atribuições da rede pública de saúde e de apoio social. O próprio Estatuto do Idoso ainda é reticente e não prevê claramente a cobertura como um direito do idoso.

A outra modalidade de atenção realizada em domicílio é a **internação domiciliar** que, semelhante à assistência, abrange a realização de *procedimentos técnicos* por profissionais *especializados*. Mas, além disso, deve garantir a oferta de recursos materiais (equipamentos, medicamentos e outros insumos) e recurso humano profissional (profissional de saúde) por períodos prolongados de 6, 12 ou 24 horas. Nesse tipo de assistência é imprescindível a existência de um cuidador, que se responsabilizará por prestar os cuidados ao indivíduo internado em casa, dando continuidade ao cuidado profissional (Duarte; Diogo, 2000; Ministério da Saúde, 2006).

No que se refere à história da constituição dos serviços ou atividades de atenção domiciliar há, no Brasil, poucos relatos e registros. É provável que o

Hospital do Servidor Público Estadual de São Paulo tenha sido o criador do primeiro serviço em domicílio, nos moldes de internação domiciliar, em 1967, para pacientes dependentes com doenças crônicas.

Na década de 1990 começam a surgir no país várias empresas privadas que prestam serviços de assistência domiciliar conhecidos como *home care* (cuidado domiciliar). No mesmo período, o setor público desenvolveu atividades que derivaram principalmente de três programas destinados à atenção específica em saúde, tais como: a desinstitucionalização de pacientes psiquiátricos, a assistência domiciliar terapêutica ao paciente com HIV/AIDS e o Programa de Saúde da Família (PSF), oferecido nas Unidades Básicas de Saúde ou nas próprias Unidades da Saúde da Família (USF).

Contudo, não havia uma regulamentação específica de caráter aglutinador que orientasse e apoiasse tais atividades, a não ser regulamentações específicas, às vezes institucionais, não apoiadas por políticas públicas. Por outro lado, o aumento da demanda por esse tipo de serviço impulsionou um crescimento desordenado do setor, que não dispõe de uma linguagem comum ou de reflexão sobre os limites da atenção de cada serviço, bem como sobre a interação entre os diferentes serviços e níveis de atenção (Fabrício et al., 2004; Rehem; Trad, 2005; Pereira et al., 2007).

Em 2002, a Agência Nacional de Vigilância Sanitária (Anvisa) trouxe contribuições a essa regulamentação, oferecendo enfoques técnicos de funcionamento de serviços de assistência e internação domiciliar. Vale ressaltar que tal regulamentação se orienta pelos serviços privados, uma vez que não dispõe dos aspectos relacionados à garantia de acesso aos serviços públicos. Também data de 2002 o documento de orientação de "implementação de cuidados domiciliares na esfera do Sistema Único de Saúde — SUS" pela Prefeitura de São Paulo (Anvisa, 2006).

Em abril de 2002 foram acrescentados à Lei 8.080, de 19 de setembro de 1990, um capítulo e um artigo dispondo sobre as condições para a promoção, proteção e recuperação da saúde, a organização e o funcionamento de serviços de *home care*, regulamentando a assistência domiciliar no Sistema Único de Saúde (SUS). Tal regulamentação coincide com a expansão do Programa de Saúde da Família (PSF) no município de São Paulo, uma estratégia federal de ampliação da cobertura de atenção à saúde no âmbito da atenção primária para pacientes dependentes ou independentes e suas famílias.

No que se refere à população-alvo das três modalidades de atenção domiciliar já apresentadas, vale ressaltar que maioria é composta por idosos. Esse fato está relacionado ao aumento da expectativa de vida no Brasil, nem sempre acompanhada de incremento ou manutenção da qualidade de vida dos indivíduos, como já foi dito. Esse envelhecimento muitas vezes é acompanhado pelo aumento no grau de dependência ou por perdas funcionais importantes e progressivas, fato que acentua a necessidade dos idosos de utilizar uma ou mais modalidades de cuidado em domicílio.

Os estudos brasileiros, europeus e norte-americanos a respeito da clientela atendida na assistência e na internação domiciliar indicam que os idosos representam cerca de 90% dos atendidos, sendo que aumenta proporcionalmente à idade a necessidade de uso dessas modalidades de cuidados, destacando-se a faixa etária acima dos 85 anos.

Apesar dos desafios existentes no sistema de saúde e assistência social para a instalação e manutenção da atenção domiciliar aos idosos, são inúmeras as vantagens potenciais dessa modalidade de atenção, tais como: permanência do idoso no ambiente familiar; redução no número de internações, o que por sua vez contribui para a diminuição do risco de infecções ocasionais; a possibilidade de reconhecer as necessidades dos idosos e sua rede de apoio, podendo visualizar limites e possibilidades de ação, e a troca de conhecimentos entre os profissionais, o idoso, o cuidador e a rede de apoio formal e comunitária.

Dentre as eventuais desvantagens podemos citar o alto custo, a não prioridade do setor público que dificulta a implementação do cuidado integral, a escassa rede de equipamentos sociais e de saúde, com destaque para a rede de transporte coletivo e especializado, escassos serviços de urgência e emergência, e dificuldade de comunicação entre os diversos níveis de atenção (unidade básica, centros de especialidades, unidades de assistência social e hospitais), o que limita a resolutividade dos casos atendidos em domicílio.

Outro grande desafio já apontado diz respeito à existência, não rara no Brasil, de idosos solitários ou abandonados, sem cuidador, muitas vezes isolados socialmente ou em alta vulnerabilidade social, situação que ultrapassa as barreiras da dependência e de perdas funcionais. Nesse ponto nos cabe a seguinte indagação: é possível cuidar do idoso sem a presença de um cuidador?

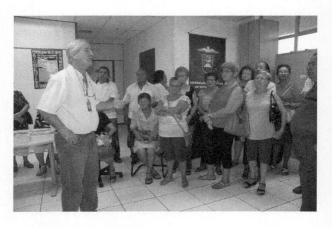

Figura 2.1 A participação social.
http://www.al.mt.gov.br/v2008/intranet/BancoImagens/968/idosos-cpa

Reflexões sobre a particularização ou coletivização do cuidado

A esta altura é possível que o leitor se pergunte: "Sabemos que muitos serviços de saúde e assistência social são procurados diariamente porque há idosos que foram abandonados ou que estão malcuidados: o que fazer nessa situação?"

Os serviços destinados ao atendimento de idosos precisam oferecer ações embasadas em políticas específicas que prevejam o atendimento àqueles em situação de vulnerabilidade social. Para isso, deveriam contar com o respaldo político de leis e ações como o Estatuto do Idoso e Programas de Assistência Domiciliar. Dessa forma também contribuiriam para o aprimoramento desses dispositivos.

Entretanto, os profissionais não devem assumir o cuidado como algo restrito ao âmbito dos órgãos de Saúde ou assistência social; ao contrário, podem contar com o suporte da rede social da comunidade na qual o idoso se insere e também com a rede formal de suporte social (instituições de acolhida e abrigamento). Se tomarmos o cuidado ao idoso como questão de responsabilidade social, que deve ser compartilhada sem restringi-la ao âmbito particular, poderemos favorecer a formação de novas redes de apoio, contribuindo com a autonomia dos indivíduos. E, desse modo, contribuir para a construção do exercício da cidadania e a efetivação ou o aprimoramento de leis, direitos e regulamentações na área da Saúde e da proteção social.

Ressaltemos que não se deve simplesmente encarar como impossível cuidar de idosos com limitações e sem um cuidador, deixando a cargo do tempo o estabelecimento de ações de saúde mediante processos judiciais, notificações e denúncias policiais, ou buscando passivamente responsabilizar familiares muitas vezes ausentes, inexistentes ou impossibilitados de prover esse cuidado. Certamente, como já vimos, a existência de um cuidador favorece muito as ações propostas para o cuidado em saúde, mas ela não deve ser tomada como regra inquestionável para promover o cuidado do idoso vulnerável.

Os serviços de saúde podem se colocar como importante mediador do vínculo entre o idoso solitário ou abandonado e a comunidade na qual este vive, fortalecendo o compromisso coletivo com o envelhecimento e a qualidade de vida dos indivíduos que envelhecem e com a construção coletiva da velhice como direito.

> "E de que modo podemos favorecer o cuidado do idoso e promover o envelhecimento? Há recomendações tecnicamente fundamentadas?" A seguir, apresentamos algumas dicas que encaminham propostas nesse sentido.

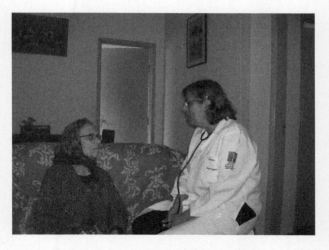

Figura 3.1 O planejamento conjunto do cuidado: idosa e membro da equipe de Atenção Domiciliar do CSE-Butantã.

4

O cuidado do idoso: aspectos práticos e cotidianos

Diversos são os temas que merecem atenção especial para promover o cuidado dos idosos em domicílio e favorecer o envelhecimento interativo. Dentre eles, alguns se destacam tanto em situações em que o idoso é independente como em situações de dependência. São eles:
- alimentação
- medicação
- quedas
- higienização

Abordaremos essas temáticas tomando como referência casos (reproduzidos em forma de diálogos) efetivamente atendidos em serviços de saúde, preservando a identidade dos idosos mediante o uso de nomes fictícios.

Além dos casos, daremos dicas que podem auxiliar no cuidado prestado ao idoso, bem como favorecer seu autocuidado. Todavia, é importante salientar que o cuidado mais adequado (porque mais amplo) pode ser obtido por meio da integralidade da atenção pelo **cuidado interativo**, ou seja, as relações que se criam pelo afeto, com toques, conversas e um planejamento compartilhado entre o idoso, seus cuidadores e a equipe de saúde e assistência social, quando estas estiverem presentes.

Nessa interação, é importante que os sujeitos evitem relações assimétricas que eventualmente dificultem o diálogo, uma vez que não podem esquecer de si próprios, seus desejos, sentimentos e, sobretudo, projetos de vida. Assim, mesmo os idosos dependentes poderão manter sua autonomia e seus cuidadores sentir-se-ão menos sobrecarregados.

Nos tópicos que seguem, apresentamos orientações e dicas relevantes para o cuidado cotidiano do idoso, inspiradas em situações reais de atendimentos em serviços de saúde e que se aplicam para a atenção em domicílio.

Alimentação e envelhecimento

D. Rosa procurou o serviço de Saúde de sua região porque achava que estava sem apetite.

D. Rosa: "Não consigo mais comer como antes, não tenho fome, acho que preciso de vitaminas ou um fortificante".

Profissional de saúde (PS): "Mas o que a senhora não consegue comer?"

D. Rosa: "Ah... tudo que sempre fiz: arroz, feijão e carne...".

PS: "O que a senhora consegue e tem vontade de comer? E que alimentos compra ou tem em casa sempre?".

D. Rosa: "Gosto de umas coisinhas que não sustentam muito, minha filha fala que só belisco... que só como porcaria".

PS: "E o que é?".

D. Rosa: "Queijo, leite com bolacha e gosto muito de fruta. Em casa tem de tudo um pouco. Mas não falta carne porque o pessoal lá de casa gosta e não come sem carne. Tem carne frita... carne no feijão...".

Muitos idosos conservam os hábitos alimentares formados quando eram jovens. No entanto, sabemos que os idosos apresentam alterações de paladar e olfato, redução da salivação e da velocidade e capacidade de digestão de alimentos "pesados", bem como às vezes alguns distúrbios de deglutição. Além desses fatores fisiológicos, ou seja, naturais, os idosos brasileiros muitas vezes têm a mastigação prejudicada e algumas preferências alimentares preteridas devido à falta de dentes ou a dentaduras mal ajustadas. Todos esses fatores devem ser considerados na alimentação do idoso; a constituição da alimentação não difere muito da de um adulto; o que deve variar é a forma de apresentação desses alimentos (Manual do Cuidador de Santos).

PS: "Então, dona Rosa, a senhora pode se manter saudável e bem nutrida comendo o que aceita; o importante é não deixar de comer".

D. Rosa: "Então não preciso querer comer sempre arroz, feijão e carne, como acham os meus filhos?".

PS: "Isso mesmo, dona Rosa. Porém algumas recomendações são importantes para ajudar na manutenção da saúde, no envelhecimento".

A situação ilustrada indica a possibilidade de ampliação do diálogo entre o idoso e o profissional de saúde, mediante a escuta e a valorização da experiência do idoso, cotejada com informações técnicas.

Dicas gerais para a alimentação de idosos: tipo e preparo dos alimentos

1. Comer várias vezes por dia em pequena quantidade e variar os alimentos.
2. Manter horários estabelecidos para as refeições a fim de estimular o funcionamento adequado do organismo.

3. Temperar os alimentos com ervas aromáticas, como salsa, cebolinha, alecrim, manjericão, coentro e outros temperos naturais, como limão, alho e cebola.
4. Usar sal e açúcar sem exagero.
5. Ingerir frutas com frequência, principalmente as ácidas, que estimulam a salivação.
6. Comer legumes cozidos; quando não quiser arroz, substituir por batata ou inhame, cará, mandioca ou mandioquinha.
7. Cozinhar a carne em pedaços bem pequenos ou carne moída com legumes, macarrão ou caldo de feijão.
8. Comer peixe e frango cozido ou assado com maior frequência do que carne vermelha.
9. Beber bastante suco natural de frutas da época (que são mais baratas), sempre em horários diferentes do das refeições.
10. Beber leite batido com frutas e aveia, farelo de trigo ou farinha de semente de linhaça. Esta é uma boa opção para o café da manhã e o lanche da tarde, pois, além de nutritiva, esta vitamina ajudará no funcionamento intestinal.
11. Comer ovo cozido (na salada, na sopa, com legumes) como possível substituto das carnes, em alguns dias da semana.
12. Colocar gelatina sem sabor nas sopas e caldos se a ingestão de carne ou ovo for pe-

quena. Esta dica é bastante importante para idosos que estão abaixo do peso.

13. Tomar bastante água (cerca de dois litros diários) ou chá (erva-doce, cidreira, camomila, entre outros) longe dos horários das refeições, para estimular a digestão e o funcionamento do intestino.
14. Evitar o excesso de cafeína (café, chá-mate, refrigerantes e chocolate).
15. Comer sempre sentado e devagar, para evitar engasgos.
16. Não deitar logo após as refeições para evitar refluxo.
17. Tomar cuidado com gás de cozinha e esquecimento de panelas no fogo (como panela de pressão), no caso de idosos que moram sozinhos. Ao notar dificuldades, solicitar apoio ou convidar familiares e amigos para refeições em sua casa para que estes possam alertar sobre possíveis problemas não percebidos.
18. Escovar os dentes ou próteses após as refeições.

É importante salientar que não apenas os fatores biológicos e dentários podem alterar o hábito alimentar do idoso, também os fatores emocionais interferem significativamente nesse processo. Frequentemente, os idosos moram com familiares e podem sem querer ser excluídos do planejamento diário da rotina domiciliar, mesmo considerando a possibilidade de estarem em sua própria casa e de os alimentos serem comprados com sua fonte de renda, por isso sugerimos:

- Respeitar as preferências alimentares dos idosos, sempre que possível e, quando não, deixar que o idoso saiba o motivo das alterações.
- Fornecer os alimentos em temperatura agradável ao paladar e à temperatura do dia.
- Solicitar a opinião do idoso sobre o preparo dos alimentos, considerando seus conhecimentos e experiências e permitindo que ele seja parte integrante da dinâmica familiar da casa.
- Manter o idoso em convivência com as demais pessoas.

A perda de um ente querido e/ou o uso prolongado de medicamentos pode levar o idoso a perder apetite e peso. Se isso ocorrer, deve-se procurar apoio de pessoas de sua confiança e da confiança do idoso, sempre considerando o vínculo com o serviço de saúde ou com o profissional de saúde de sua região.

Salientamos ainda que as dicas gerais apontadas até o momento devem ser complementadas e detalhadas por um serviço de saúde se o idoso apresentar alguma doença como problemas renais, diabetes, hipertensão arterial, entre outras.

Dicas especiais para alimentar o idoso com dependência

Se o idoso não tem condições de preparar suas refeições ou mesmo de se alimentar sozinho, engasga com facilidade ou mastiga com dificuldade, devemos sempre oferecer alimentação pastosa e variá-la o máximo possível, pensando sempre em evitar a desnutrição. Para isso é necessário oferecer dieta rica em proteínas, como mostram as dicas a seguir:

1. Vitaminas de frutas com leite ou sorvete, podendo acrescentar farináceos ou cereais integrais como aveia e farelo de trigo (mais barato).
2. Purês de legumes com carnes batidas no liquidificador.
3. Cremes de aveia ou milho (polenta).
4. Sopas de modo geral, com carnes liquidificadas ou ovo e legumes cozidos, amassados com garfo. O caldo da sopa pode ser de feijão, lentilha, grão de bico ou macarrão.
5. Gelatina sem sabor nos caldos, sopas ou cremes.
6. Sucos naturais de modo geral (restringir o açúcar se o idoso for diabético ou obeso).

Como já dissemos, fatores emocionais também interferem no padrão alimentar do idoso dependente. Por esse motivo é importante considerar as seguintes orientações:

- Levar o idoso à mesa sempre que possível (com o auxílio de cadeira de rodas, por exemplo); ou a família pode se programar para fazer as refeições no local onde o idoso permanece.
- Considerar as preferências alimentares do idoso sempre que possível, principalmente quando ele mantém sua autonomia de escolha.
- Se o idoso conseguir usar colher ou garfo para se alimentar, incentive-o, mesmo que ele faça isso bem devagar, evitando apressá-lo. O cuidador pode auxiliar na oferta e na ingestão da alimentação com outra colher. Se o idoso conseguir segurar o copo e levá-lo até a boca, incentive sempre esse ato.

Esses detalhes podem aumentar a autoestima e reduzir o grau de dependência, assim melhorando a qualidade de vida do idoso e de seu cuidador.

> Atenção! Se o idoso se alimenta por sonda, os tipos de alimentos, formas de preparo, quantidades e formas de conservação devem ser orientados exclusivamente por uma equipe de saúde.

O funcionamento intestinal do idoso dependente

Os idosos dependentes têm a movimentação ativa prejudicada, por isso precisam dos cuidadores para mudá-los de posição e assim facilitar o padrão respiratório, evitar a formação de feridas no corpo, além de ajudar no estabelecimento de vínculo com o cuidador. Ainda sobre a alimentação do idoso dependente, deve-se enfatizar que a imobilidade causa constipação intestinal e acúmulo de gases, o que traz grande desconforto ao idoso. A constipação severa pode inclusive levar a obstrução intestinal por acúmulo de fezes endurecidas e indicar necessidade de hospitalização. Todavia, o cuidado para evitar ou amenizar as complicações citadas não é difícil e deve ser realizado para evitar complicações na qualidade de vida do idoso e sobrecarga de trabalho ao cuidador.

Também é importante enfatizar que os idosos que apresentam movimentação limitada, e assim pouco dispêndio energético (gasto de energia), costumam ter menos fome e comer em menor quantidade, devendo-se ter cuidado mais rigoroso com a composição das refeições. Com menor ingestão alimentar, pouco gasto de energia e movimentação limitada, é esperado que o idoso dependente não apresente funcionamento intestinal diário. Assim, considera-se adequada a evacuação em dias alternados.

Como ajudar o intestino a funcionar

- Oferecer líquidos como água, sucos ou vitaminas de frutas com aveia ou farelo de trigo, pois a água e as fibras auxiliam no funcionamento intestinal.
- Oferecer alimentos ricos em fibras: arroz e pães integrais, aveia, frutas como abacaxi, laranja, mamão, ameixa, mexerica, verduras de um modo geral; atenção com a formação de gases ocasionada por repolho, brócolis e couve-flor.
- Evitar alimentos constipantes em excesso, como farinha, bolos, pães não integrais, batata, mandioca, entre outros. Não é necessário privar o idoso dos alimentos que gosta, contudo ele deve ser orientado sobre a necessidade de reduzir o consumo de certos alimentos de sua preferência.
- Evitar bebidas gasosas como os refrigerantes de modo geral, doces ricos em açúcar, cebola, alho, rabanete e pimentão em excesso.
- Mudar o idoso de posição com frequência no período do dia.
- Sempre que possível estimular a movimentação ativa do idoso, mesmo que seja na cama; pedir para que mexa as pernas, vire de lado, eleve o quadril, entre outros movimentos. Os profissionais de saúde podem ajudar com essas orientações.

Realizar massagem no abdome do idoso antes do banho todos os dias, assim o intestino será estimulado a fucionar sempre no mesmo horário. O cuidador também deve orientar o idoso a realizar a automassagem intestinal, quando este apresentar condições.

> Descrição da massagem abdominal para estimular o funcionamento intestinal:
>
> - Explicar ao idoso o que será feito e por quê, mesmo que este não esteja consciente.
> - Deitar o idoso na cama, na posição dorsal (barriga para cima) e fechar janelas e portas para evitar correntes de ar.
> - Expor toda a região abdominal.
> - Massagear o abdome com as mãos espalmadas, fazendo movimentos circulares localizados, como se desenhasse um quadrado. Começar a massagem pelo lado direito e inferior do abdome e subir com as mãos até a altura das costelas, seguir com as mãos espalmadas na direção horizontal até o canto esquerdo superior do abdome e depois descer até a região púbica. Repetir esta massagem por alguns minutos. A massagem pode ser potencializada com a realização de exercícios passivos (o cuidador movimenta o corpo do idoso) na cama, como, por exemplo, elevar e abaixar as pernas, flexionar as pernas e coxas do idoso em direção ao abdome.

As massagens corporais e a automassagem devem ser realizadas frequentemente, pois ativam a circulação, auxiliam na percepção corporal, diminuem a dor, propiciam tranquilidade e favorecem o estabelecimento de um vínculo afetivo entre o cuidador e o idoso.

O uso de medicamentos em idosos

Muitas vezes a velhice é entendida como doença e, portanto, como uma situação em que há uma "necessidade ampliada" de uso de remédios, prescritos ou não. Algumas pessoas procuram remédio para "prevenir" os "males" da velhice e deixam de manter cuidados simples e caseiros, que já foram muito valorizados em outras épocas. É o caso do sr. Adão, de 65 anos, que procurou o serviço de saúde de sua região:

Profissional de saúde (PS): "Bom-dia, o que trouxe o senhor ao nosso serviço?".

Sr. Adão: "Vim me tratar porque já estou velho!".

PS: "Veio tratar o quê? Alguma coisa incomoda o senhor?".

Sr. Adão: "Não sinto nada ainda, mas minha filha já mandou eu vir para a prevenção da velhice, disse que tenho de tomar cálcio para os ossos, vitaminas e remédio para não ter esquecimento".

PS: "E o que o senhor acha disso? Tem sentido alguma coisa?".

Sr. Adão: "Não sei... na verdade não".

PS: "Alguém da família notou alguma coisa diferente no seu comportamento?".

Sr. Adão: "Não".

PS: "E como é seu dia, o que faz ou gosta de fazer? Como se alimenta?".

Sr. Adão: "Faço muita coisa, trabalho em casa, eu não fico parado e caminho todas as manhãs, às vezes uma continha para pagar, ir à padaria, ou caminhar mesmo porque me falaram que era bom... Mas uma vizinha me falou que caminhar, só, não adianta e que viu na televisão que tem bons remédios para colesterol, vertigem, dor no corpo e para a próstata, no meu caso que sou homem".

PS: "Temos algumas atividades que procuram orientar pessoas da sua idade a se cuidar, mas não necessariamente com o uso da medicação, o que o senhor acha?".

O uso de medicamentos deve ocorrer apenas com orientação do profissional de saúde com o qual o idoso tem um vínculo, portanto não de forma indiscriminada. Os medicamentos podem expor os indivíduos, principalmente os idosos, a efeitos colaterais perigosos. No caso dos idosos, um desses efeitos é a queda, cujo risco aumenta concomitantemente ao aumento da ingestão de medicamentos. Outros efeitos são distúrbios de equilíbrio, cansaço e perda de apetite. Mesmo os medicamentos considerados simples e inofensivos, vendidos na farmácia sem receita médica, podem causar danos à saúde dos idosos.

Dicas para o uso adequado de medicamentos

1. Usar apenas os medicamentos prescritos num serviço de saúde.
2. Não fazer uso de medicamentos indicados por vizinhos, amigos ou familiares.
3. Sempre que tiver dúvida sobre algum medicamento que lhe foi prescrito (data de validade, indicação, como, quanto e com o que tomar, tempo de uso, a que horas tomar e qual a via de uso), pergunte ao profissional de saúde quantas vezes forem necessárias para seu esclarecimento ou peça apoio de alguém próximo e de confiança para ouvir as explicações junto com você.
4. Encontrar o melhor jeito para se lembrar de tomar os medicamentos prescritos ou pedir ajuda a alguém em quem confia. Os serviços de saúde podem ajudá-lo nisso.
5. Evitar tomar medicamentos à noite com a luz apagada para evitar troca ou erro na dose.
6. Manter os medicamentos em local fresco, protegido de luz, da umidade, e fora do alcance de crianças.

7. Manter os medicamentos em suas embalagens originais para evitar o risco de tomar medicamentos indevidos.
8. Não tomar os medicamentos de outra pessoa e não oferecer seus medicamentos a ninguém.
9. Evitar deitar-se logo após tomar um medicamento; ficar um tempo sentado para evitar refluxos e engasgos.
10. Se fizer uso de comprimidos, tomá-los apenas com água; e se tomar mais de um tipo de comprimido, perguntar ao médico se pode tomá-los ao mesmo tempo.

Idosos dependentes e o uso de medicação

Se o idoso for dependente, as orientações dadas são válidas e também devem ser fornecidas aos cuidadores.

A equipe de saúde é um importante aliado para ajudar o cuidador a lidar com os medicamentos (ensinar a via correta de administração, separá-los por horário, acondicioná-los em locais seguros, pensar em estratégias/formas que ajudem o cuidador a se lembrar dos horários e tipos de medicamentos a serem administrados em cada horário).

> Medicamentos injetáveis, exceto os subcutâneos, como a insulina, só devem ser administrados por profissionais de saúde capacitados e em atividade profissional legalizada.

Prevenção e manejo das quedas: um desafio no envelhecimento

As quedas, que frequentemente se tornam um fator limitante na vida dos indivíduos de um modo geral, têm sua incidência aumentada entre os idosos, devido a vários fatores físicos, orgânicos, emocionais e sociais, e acarretam grandes prejuízos à qualidade de vida. A queda aumenta a chance de institucionalização ou restrição ao leito, podendo piorar as condições socioemocionais e de saúde dos idosos.

Vejam o caso do sr. Romeu, de 73 anos, que procurou o serviço de Saúde de sua região já apresentando alguns importantes fatores de risco para quedas.

Profissional de saúde (PS): "Boa tarde, em que podemos ajudar o senhor?"

Sr. Romeu: "Olha, eu vim aqui porque tenho sentido umas tonturas de vez em quando e estou preocupado com isso".

PS: "E quando isso começou?"

Sr. Romeu: "Já faz quase um ano que estou tendo isso, mas aparece mais nos dias bem quentes".

PS: "O senhor já disse algo importante, que aparece mais nos dias quentes. E o senhor sabe dizer mais alguma situação comum ao aparecimento dessa tontura? Como é o dia do senhor?"

Sr. Romeu: "Bom, além do calor tem outra coisa, a tontura aparece quando eu me levanto rápido. Para você entender por que eu faço isso tenho que explicar meu dia. Eu sou alfaiate; alfaiate de alta-costura. Eu demoro muito para fazer um terno, então fico quase o dia inteiro sentado e, quando meus clientes ligam, tenho que levantar rápido para atender o telefone, para não perder o trabalho".

PS: "Ah, entendi... possivelmente o senhor tem sentido essa tontura devido a esse movimento rápido, levantar rápido, depois de ficar muito tempo sentado. E essa tontura pode ocorrer mais facilmente nos dias quentes. Seria muito importante o senhor tentar se levantar mais devagar ou não ficar tanto tempo sentado. Sabe, sr. Romeu, essa tontura, além de trazer mal--estar, pode causar uma queda, o senhor pode cair e isso pode trazer muito transtorno, como quebrar algum osso, deixá-lo com restrição de movimentos por tempo prolongado. Por que o senhor não tenta colocar o telefone mais próximo ou colocar em casa um telefone sem fio?"

Sr. Romeu: "É... acho que vou combinar com os parentes e pessoas mais próximas de me ligarem duas vezes, na primeira vez para me avisar e depois de uns 10 minutos ligam novamente, assim já vou estar perto do telefone".

PS: "Essa é uma boa ideia, mas... e os clientes?"

Sr. Romeu: "Ah... com esses é mais difícil, né? Mas não tem problema não, eu vou pensar".

Apesar das orientações recebidas sobre cuidado com obstáculos, movimentos bruscos e cuidados alimentares no dia da consulta no serviço de saúde, o sr. Romeu manteve sua rotina de costura, num quarto localizado no segundo andar da casa. A máquina de costura era colocada próximo à escada para agilizar a corrida até o telefone ou para atender à porta. O sr. Romeu não fazia nenhuma atividade física e não tomava sol, pois ficava muito tempo sentado. Sua esposa gostava de frequentar grupos para idosos, mas ele não tinha atividades de lazer.

Acabou caindo e ainda rolou pelas escadas. Quebrou o colo do fêmur direito ("cabeça do osso da coxa") e o braço direito. Por isso passou a ser atendido em casa por uma equipe de atendimento domiciliar. Ficou restrito à cama por mais de dois meses.

Vários são os fatores que aumentam o risco de queda entre os idosos, tais como:

- ambiente doméstico com obstáculos: mobiliário, escadas estreitas e sem corrimão, passadeiras e tapetes lisos, fios de telefone ou eletrodomésticos, tacos ou pisos soltos, animais domésticos no caminho etc.;
- iluminação inadequada ou inexistente;
- problemas com o autocuidado, como calçar sapatos com sola lisa, subir escadas altas para limpeza, lavar o piso da casa descalço ou com sa-

patos inadequados, deslocar-se com rapidez sem observar os obstáculos, evitar atividades por medo de cair;
- distúrbios visuais e lentes corretivas inadequadas;
- fraqueza muscular;
- problemas de equilíbrio;
- má-formação nos pés e pernas;
- doenças orgânicas (artrite, artrose, diabetes, anemia, problemas cardíacos, desnutrição, diarreias, alcoolismo, epilepsia, entre outras);
- uso de grande número de remédios;
- inatividade (ficar muito tempo parado);
- passar por situações de estresse emocional (brigas constantes, violência, preocupações, ansiedade);
- escassa exposição ao sol e pequena ingestão de cálcio, que podem favorecer o desenvolvimento de osteoporose;
- incontinência urinária.

O que fazer para evitar as quedas

Muitas vezes é necessário fazer alterações na casa e no quintal para evitar quedas, permitir que o idoso tenha mais independência nos deslocamentos e no desenvolvimento de suas atividades cotidianas e até para facilitar a prestação de cuidados pelo cuidador ou cuidadores.

A casa onde o idoso reside deve ser avaliada cuidadosamente quanto à presença de obstáculos e possíveis condições estruturais e ambientais facilitadoras de quedas. Essa avaliação pode ser feita pelo próprio idoso, seu cuidador ou por ambos, pois assim as considerações (pontos de vista) de ambos serão levadas em conta. Por exemplo, para evitar quedas recomenda-se que no cômodo onde o idoso repousa e dorme existam apenas os móveis necessários para o repouso e conforto — objetos de enfeites, tapetes e outros ornamentos devem ser evitados. Contudo, se o idoso é apegado a um determinado objeto de enfeite ou similar isso deve ser discutido entre ele e o cuidador, pois, na medida do possível, com algumas adequações, como a simples mudança de lugar, esses objetos podem ser mantidos para não descaracterizar nem despersonalizar totalmente o ambiente do idoso.

Dessa forma, para se fazer adaptações no ambiente doméstico, devem ser considerados aspectos de segurança, facilidade e promoção da independência, no entanto sem desconsiderar os aspectos afetivos e de autonomia do idoso cuidado.

A seguir, veja algumas dicas de modificações ou adaptações possíveis e desejáveis:

Dentro de casa e no quintal

1. Deixar os caminhos livres, retirando móveis, entulhos, fios soltos etc.

2. Manter uma luz acesa à noite para facilitar a visualização do caminho, principalmente no trajeto para o banheiro.
3. Manter objetos de uso do idoso próximos a ele e ao alcance das mãos durante a noite, como óculos, garrafa de água, bengala, entre outros. Com isso, evitam-se os deslocamentos bruscos e a necessidade de abaixar a cabeça.
4. Não trocar os móveis de lugar frequentemente, pois os idosos podem procurar os móveis de cuja localização se lembram para se apoiar.
5. Prender tacos e pisos soltos.
6. Colocar antiderrapante nos tapetes e no local onde toma banho.
7. Colocar corrimão nas escadas e nos banheiros (há várias possibilidades de se fazer corrimão com material acessível: procure apoio e informação).
8. Utilizar adaptações de elevação de assentos: as cadeiras, camas e poltronas utilizadas pelo idoso devem ser mais altas que o comum para facilitar que o idoso se sente, levante ou se deite. Essas adaptações podem ser feitas em casa, mas também existem lojas especializadas em adaptações de cadeiras, vasos sanitários e camas.
9. Observar a integridade de cadeiras plásticas: as cadeiras de plástico devem ser firmes, não apresentar rachaduras ou qualquer outra con-

dição de desgaste, pois a cadeira pode quebrar quando idoso se sentar. Fique atento ao peso que a cadeira suporta antes de comprá-la. O banho do idoso pode ser mais seguro utilizando-se uma cadeira plástica dentro do boxe ou da área do chuveiro.

10. Colocar piso ou tapete antiderrapante sob cadeiras, sofás e poltronas para que não haja risco de se deslocarem quando o idoso se sentar.

Dicas para promover o autocuidado

1. Procurar apoio (amigo, familiar, serviço de saúde, Delegacia do Idoso) em caso de violência ou estresse emocional constante.
2. Evitar se levantar ou se deslocar com muita rapidez.
3. Evitar tarefas caseiras perigosas, como consertar telhados, limpar o topo de armários altos, subir escadas móveis.
4. Usar calçados adequados (fechados, com saltos baixos, confortáveis, com tamanho adequado) e com sola antiderrapante.
5. Evitar trancar a porta do banheiro.
6. Não se isolar, ter amigos com quem possa contar.
7. Ingerir uma dieta rica em cálcio (leite e derivados, soja, verduras escuras, peixes etc.) e se expor ao sol da manhã.

8. Realizar alguma atividade física de impacto, como caminhada, bicicleta, ou procurar apoio dos serviços de saúde para orientação da atividade adequada a cada caso.
9. Tomar apenas medicamentos prescritos.
10. Utilizar apoio para andar (bengala, andador, pessoa querida ou disposta a ajudar) se tiver algum problema de equilíbrio ou sentir insegurança quanto à capacidade de manter-se em pé sem riscos.
11. Evitar pular refeições e tentar seguir as orientações alimentares já citadas anteriormente.
12. Procurar o serviço de saúde de sua região para orientações sobre a avaliação do seu risco de queda e possibilidades de apoio do serviço para seu caso.

É importante que o cuidador não transforme os cuidados para evitar quedas em superproteção e limitação da movimentação do idoso. A permanência por longos períodos numa mesma posição ou no mesmo local pode comprometer a capacidade comunicativa do idoso, uma vez que causa isolamento social, sensibilidade corporal, diminui a circulação sanguínea e a capacidade funcional do idoso. Tais consequências podem ocasionar outros problemas sérios além da queda e comprometer seriamente a qualidade de vida do idoso e seu cuidador.

Também é importante salientar que, muitas vezes, após a ocorrência de uma queda, o idoso pode apresentar receio ou medo intenso de cair novamente e por isso limitar suas atividades bruscamente. Tal receio também pode ocasionar os problemas citados no parágrafo anterior e por isso é importante que o cuidador procure um serviço de saúde para obter informações adequadas sobre as causas da queda e receber orientações sobre quais atividades o idoso deve ser estimulado a manter e com que intensidade. A imobilização ou restrição intensa da movimentação não é indicada em situações de vida em casa, nem mesmo na grande maioria de situações de internação hospitalar; logo, deve ser evitada.

Cuidados com a higienização do idoso

A higienização corporal é um fator importante para promover o bem-estar do idoso, pois possibilita a eliminação de sujeiras e resíduos corpóreos (urina, fezes, suor etc.). O banho, por exemplo, ajuda o indivíduo a perceber seu corpo, senti-lo, estimula a circulação corpórea e ainda pode refrescar a temperatura no calor ou aquecer nos dias frios. Quando o idoso apresenta algum grau de dependência, o banho e outras medidas de higienização estimulam o contato entre o idoso e seu cuidador. O toque e a atenção são fatores fundamentais para tranquilizar e aproximar as pessoas. Entretanto, se o ato da higienização ocasionar constrangimentos, insegurança, dor ou, ainda, levar a lembranças desagradáveis, o idoso pode apresentar resistência ou mesmo aversão às medidas higiênicas. Esse foi o caso de dona Flor.

A filha de dona Flor, uma senhora de 81 anos, procurou o serviço de saúde de sua região para solicitar apoio e orientações para o cuidado da mãe.

Profissional de saúde (PS): "Pois não, em que podemos ajudá-la?"

Filha: "Eu preciso saber o que faço com minha mãe. Não consigo mais trazer ela aqui no serviço porque a escada do terreno é muito alta e ela anda com um pouco de dificuldade... Mas eu preciso de ajuda, um médico tem que vê-la porque ela não quer tomar banho, não sei o que faço".

PS: "Quando isso começou?"

Filha: "Já tem uns 40 dias. Eu tento levar ela na marra, falo que ela tem que tomar banho para não cheirar mal e nem pegar doença, sei lá o que pode acontecer. Eu dou banho nela às vezes na cama, meu marido me ajuda. Tem algum remédio pra isso? Acho que ela não está bem da cabeça...".

PS: "Aconteceu alguma coisa de diferente há 40 dias? Você perguntou para ela por que não quer tomar banho?"

Filha: "Nada de mais, ela caiu no banheiro, mas nem se machucou, nós logo a socorremos, sorte que eu estava na casa. Agora ela está morando comigo."

A queda no banheiro é uma ocorrência frequente mesmo entre os não idosos, mas no caso do idoso a queda ou a privação da intimidade de forma brusca podem ocasionar medo ou sentimento de grande insatisfação, tornando o momento da higienização uma experiência desagradável. Por isso, auxiliar o idoso na sua higienização ou fazer esta atividade nos casos de dependência é importante.

Dicas na hora do banho

1. Deixar o idoso realizar o maior número possível de ações no banho, como se despir e ensaboar-se.
2. Respeitar a opinião e os costumes do idoso (em relação ao horário do banho etc.).
3. Expor o idoso o mínimo possível; quando houver possibilidade, o cuidador que o acompanha deve ser escolhido por ele.
4. Evitar correntes de ar no momento do banho.
5. Instalar barras de apoio no banheiro, piso com antiderrapante, cuidar da iluminação e cadeira de banho, se necessário, para evitar quedas.
6. Evitar trancar a porta do banheiro.

7. Evitar banhos muito quentes ou frios e por períodos prolongados.
8. Preferir sabonetes neutros para evitar o ressecamento excessivo da pele.
9. Auxiliar o idoso no banho quando necessário, higienizando algumas regiões do corpo e deixar que ele o faça em outras.
10. Deixar a toalha próxima à pessoa que se banha para evitar que fique exposta a correntes de ar.
11. Lavar os cabelos em dias alternados; nos cabelos volumosos saudáveis, a frequência pode ser menor.

Banho no leito ou cadeira de banho para idosos dependentes

No caso de idosos dependentes, é necessário que o cuidador receba orientações de uma equipe de saúde para aprender as formas corretas de movimentação do idoso e assim evitar danos à sua própria saúde. Todavia, além das dicas já dadas para idosos não dependentes, temos as seguintes orientações:

1. Conversar com o idoso, respeitar e valorizar seus costumes e opiniões.
2. Deixar todo o material para o banho próximo do idoso.
3. Procurar não se afastar do idoso para evitar quedas.

4. Seguir os sentidos de higienização da cabeça aos pés.
5. Secar as partes do corpo que estão molhadas o mais rápido possível. Se houver dois cuidadores, enquanto um lava o outro pode secar.
6. Evitar esguichos de água, principalmente nos idosos que têm medo do banho ou da água.
7. Lavar os olhos apenas com água corrente morna.
8. Lavar com muita atenção embaixo das mamas e região íntima, com o uso apenas de água morna ou água morna e sabonete neutro. Nas mulheres, o sentido da higienização íntima deve ser da região genital ao ânus, nunca no sentido inverso.

Higienização bucal

Como já citado anteriormente, a higienização bucal é muito importante para a manutenção adequada da alimentação do idoso. Além dessa função, a higiene bucal evita a proliferação de micro-organismos na boca e assim diminui o risco de infecções. Além disso, proporciona bem-estar e bom hálito, o que por si só já justifica que seja um hábito mantido por toda a vida.

Dicas para o idoso e cuidadores:

1. Usar escovas de cerdas macias.

2. Trocar a escova de dente com frequência (verificar o estado de conservação da escova).
3. Enxaguar a boca com água em abundância.
4. Usar enxaguante bucal e fazer bochechos sempre que possível.
5. Escovar as próteses em água corrente com escova e creme dental normalmente.
6. Manter os lábios hidratados para evitar fissuras (pode ser com manteiga de cacau).

Higiene bucal em idosos dependentes

Além das dicas já dadas, os seguintes cuidados são indicados:

1. Manter o idoso em posição elevada para evitar engasgos.
2. Oferecer água para enxágue em pequena quantidade ou usar gaze ou pano macio bem limpo e umedecido para retirar o excesso de creme dental e hidratar a boca.
3. Oferecer um espelho ao idoso para que este acompanhe a higienização ou auxilie quando puder.

No Brasil, é comum o uso de próteses dentárias entre os idosos, bem como também é comum idosos que não têm dentes nem próteses. Mesmo nesses casos, a higiene bucal é necessária para evitar o acúmulo de resíduos e micro-organismos, principalmente na língua.

A higiene bucal deve ser realizada após qualquer refeição ou lanche e deve compreender a higienização de todos os dentes, língua e bochechas, visando contribuir para a promoção, manutenção ou reabilitação da saúde bucal do idoso.

Nosso objetivo é que os exemplos apresentados contribuam com o repertório mínimo necessário para o cuidado do idoso que usa serviços ambulatoriais ou domiciliares. Para complementar essas informações, ao final deste texto indicamos alguns endereços que também podem ser úteis para idosos e seus cuidadores.

Reflexões e abordagens de situações complexas

Após a abordagem de aspectos cotidianos e comuns a todos os idosos e seus cuidadores, buscamos ampliar a discussão sobre a temática do cuidado do idoso em casa, considerando situações mais complexas. Essas situações são mantidas em âmbito privado de forma ainda mais significativa que as situações de cuidado abordadas anteriormente. Muitas vezes a abordagem de situações complexas, sobretudo as relacionadas ao cuidado complexo e à capacidade do cuidador para tal é tratada de forma isolada, sem diálogo ou mesmo mantida obscura ou sigilosa dentro da própria casa, entre os familiares ou outros cuidadores. Consideramos prevalentes entre os idosos as seguintes questões:

- depressão;
- demência;
- violência.

Depressão no idoso: causas, como identificar e possíveis abordagens

A depressão é uma enfermidade mental, um transtorno afetivo ou neuropsiquiátrico muito frequente entre os idosos brasileiros. Estima-se que a porcentagem de depressão entre idosos vivendo em comunidade, ou seja, que mantêm convívio social, chega a aproximadamente 14,3% (Reys et al., 2006) e pode variar de 15% a 50% em idosos que residem em instituições asilares (Siqueira et al., 2009).

A depressão está associada a um intenso sofrimento psíquico e pode ter várias consequências desfavoráveis à manutenção de uma vida com qualidade. Se não tratada, a depressão pode aumentar o risco de morbidade clínica, ou seja, de o idoso adquirir e desenvolver várias doenças, além de aumentar o risco de mortalidade (Stella et al., 2002), principalmente entre idosos hospitalizados por doenças de modo geral.

Apesar do reconhecimento das taxas significativas de prevalência de depressão entre os idosos e suas consequências, existe pouca abordagem – reconhecimento e tratamento – desse agravo mental nos serviços de saúde de modo geral, e os serviços específicos de atenção são escassos. Todavia, como as causas de depressão envolvem uma ampla gama de componentes relacionados às situações ou modos de vida, bem como condições clínicas comuns entre os idosos, coloca-se a necessidade social de se ampliar a abordagem da depressão nessa população. Falamos de necessidade social porque as causas e formas de tratamento, os resultados do tratamento ou as consequências do não tratamento da depressão envolvem uma rede de atores sociais ampla, que não se limita ao idoso, ao seu cuidador e ao profissional de saúde.

A Política Pública de Atenção à Saúde Mental brasileira orienta as práticas assistenciais dos serviços de saúde, inclusive os de Atenção Básica, mais próximos da maior parte da população. Assim, a atenção aos transtornos mentais não deve estar centrada em serviços hospitalares ou em ambulatórios especializados em psiquiatria, o que dificulta o seu reconhecimento precoce e, principalmente, para que o tratamento de transtornos mentais como a depressão incorpore outras ações além do tratamento clássico com medicamentos. Pensando nisso, a Política Nacional de Saúde Mental preconiza a integração dos serviços de saúde à rede social de cuidados dos indivíduos, tendo em vista a atenção integral das necessidades de saúde mental, que não se limitem à questão biológica e corporal, mas também abranjam as questões relacionais sociais – comunitária e familiar.

Com base no contexto apresentado, temos ainda que o estabelecimento de uma rede de cuidados fica prejudicado pela dificuldade de diagnóstico, seja pela associação frequente da depressão com outros agravos mentais, como a demência, seja pela falta de capacidade do profissional de saúde para identificar esse transtorno e orientar o tratamento. Assim, é muito importante que se criem ações e estratégias que favoreçam a atenção à depressão em idosos nos mais diversos meios de sua convivência.

Além do despreparo dos profissionais de saúde para reconhecer os sintomas depressivos, outro importante obstáculo à abordagem adequada da depressão nos idosos é o preconceito: do familiar em admitir que a depressão é um grave distúrbio e necessita de tratamento e não apenas de força de vontade daquele que apresenta esse quadro; de profissionais de saúde e da sociedade, ao dizer que tristeza, desânimo e falta de disposição são características inerentes à velhice; e ainda preconceito do próprio idoso, que muitas vezes não admite a necessidade de buscar apoio diante de suas alterações de humor ou não admite que os sintomas físicos são decorrentes de um distúrbio mental. Assim, a abordagem adequada dos agravos mentais ou das questões de saúde mental dos idosos, tanto quanto na população em geral, depende necessariamente de que essa necessidade seja vista como uma questão social presente e que merece grande atenção. Sobretudo, o entendimento das possíveis causas ou fatores desencadeantes de quadros depressivos entre idosos pode favorecer a proposição e criação de ações preventivas desses quadros nos âmbitos público/comunitário e privado/familiar.

A seguir estão descritos os principais sinais e sintomas da depressão entre idosos, possíveis causas ou fatores desencadeantes dos sintomas depressivos, e algumas formas de abordagem. Todavia, deve-se enfatizar que as orientações dadas neste livro não têm a intenção de substituir o apoio profissional, imprescindível em casos de suspeita de depressão ou de depressão confirmada em idosos.

Sinais e sintomas sugestivos de depressão em idosos

- Humor disfórico, que é a perda do prazer ou do interesse em realizar atividades costumeiras.
- Alterações do padrão de sono e repouso, que podem se manifestar como insônia ou dormir demais e ter sono em grande parte do dia.
- Tristeza.
- Ansiedade.
- Perda do apetite.
- Fraqueza, diminuição da energia ou falta de disposição.
- Ruminações constantes sobre o passado.

- Vontade de ficar em casa e não sair quando há possibilidade, ou isolamento social espontâneo.
- Queixas somáticas constantes (sintomas físicos inespecíficos).
- Hipocondria (queixa infundada de padecer de doença grave, preocupação excessiva com o estado de saúde, busca de tratamentos para inúmeras queixas inespecíficas).
- Baixa autoestima.
- Sentimetos de inutilidade.
- Desejo recorrente de morte ou de cometer suicídio.

Não é necessário que o idoso apresente todos os sintomas citados para que se desconfie de um quadro de depressão.

Possíveis causas ou fatores desencadeantes de depressão entre idosos

O quadro de depressão no idoso surge frequentemente num contexto de perda da qualidade de vida, ou seja, perda das condições de vida que proporcionem bem-estar físico, emocional e social. O termo "qualidade de vida" se relaciona predominantemente com o aspecto subjetivo existente quando se julgam as condições de vida do indivíduo. Logo, a determinação sobre a qualidade dessas condições cabe preponderantemente ao indivíduo, neste caso, o idoso.

Veja a seguir as principais causas desencadeantes de depressão nos idosos, que se relacionam diretamente à sua qualidade de vida:

- eventos vitais, como luto;
- perdas progressivas na vida – de companheiro(a), laços afetivos, trabalho, entre outras;
- doenças crônicas e incapacitantes;
- mudanças forçadas no estilo de vida que geram insatisfação;
- anseios de vida não realizados – frustração;
- isolamento social – falta de diálogo e contatos;
- incapacidade de reengajamento na vida produtiva de trabalho;
- falta de recursos mínimos de sobrevivência;
- violência em todas as suas formas (mais discutida adiante).

Se o idoso não apresentar condições cognitivas para manter a autonomia de escolhas e julgamento sobre os aspectos relacionados à sua qualidade de vida, cabe ao cuidador proporcionar e manter as condições que o idoso prezava antes do comprometimento decisório. São exemplos: manter horários de banho, objetos de valor sentimental, oferecer alimentos de sua preferência, manter o convívio social e dentro da própria casa, como às refeições, em momentos de entretenimento, entre outros.

Dicas para a abordagem da depressão no idoso em casa

Como já dissemos, os quadros de depressão entre idosos estão relacionados à sua qualidade de vida. Logo, tanto as abordagens que visam a prevenção como o tratamento da depressão levam em conta, principalmente, a manutenção de uma vida saudável ao longo dos anos. Tendo isso em vista, possíveis ações preventivas da depressão são:

1. Manter a rede de contatos sociais que possui (grupos de amigos, participação em atividades comunitárias, passeios, entre outros).
2. Ampliar a rede de contato social (experimentar novas atividades, conhecer grupos de convivência, comunitários, entre outros).
3. Manter diálogo constante entre o idoso e sua rede de convívio e cuidados, principalmente quando os filhos saem de casa, ocasião em que são necessárias modificações no estilo de vida que não devem ser simplesmente impostas.
4. Praticar exercícios físicos ou práticas corporais, inicialmente sob orientação de um profissional.

5. Estimular a memória com leitura ou jogos.
6. Realizar controle adequado das doenças crônicas.

Condutas para o tratamento da depressão

O tratamento da depressão deve ser realizado em instituição de saúde por profissionais capacitados e tem como objetivo reduzir o sofrimento psíquico causado pela doença, reduzir o risco de suicídio e melhorar a qualidade de vida do idoso. Geralmente, o tratamento da depressão envolve ações de psicoterapia individual ou em grupo e o uso de medicamentos que devem ser cuidadosamente guardados em casa, segundo prescrição médica. Contudo, as recomendações a seguir são importantes:

- Procurar um serviço de saúde na presença de sintomas de depressão;
- Estimular o idoso a manter as medidas de prevenção citadas anteriormente, pois estas podem potencializar o tratamento e prevenir outros quadros depressivos;
- Fazer uso de medicações antidepressivas segundo prescrição médica. Jamais usar medicamentos sem prescrição ou aumentar sua dose.

Cuidando do idoso com quadro demencial

Hoje em dia é amplamente difundida a relação entre velhice e demência nos meios de comunicação. Um tipo específico de demência ganha destaque: a doença de Alzheimer. Contudo, pouco se explora essa relação de maneira construtiva e adequada, capaz de romper preconceitos e promover a inclusão social desse grave problema que atinge uma proporção importante de idosos e causa graves impactos sobre a dinâmica familiar e vida dos cuidadores de idosos.

Dá-se o nome de demência a um conjunto de sintomas relacionados à perda da capacidade cognitiva, ou seja, a capacidade de aprender, e à perda das habilidades adquiridas durante a vida, decorrente de doença ou disfunção cerebral. A cognição refere-se a funções mentais como atenção, memória, orientação no tempo e no espaço, compreensão, funções executivas, capacidade para realizar cálculos, ter iniciativa, fazer uso da linguagem, entre outras. Os quadros demenciais alteram essas funções mentais e a habilidade do indivíduo para realizá-las, comprometendo as atividades diárias do idoso, entre elas sua higene pessoal, o ato de vestir-se, alimentar-se, comunicar-se e conviver com as pessoas (Brasil, 2006).

Juntamente com a depressão, a demência é o distúrbio mental mais frequente entre idosos, sendo a prevalência deste distúrbio duplicada a cada cinco anos após os 60 anos de idade (Rizzo; Schall, 2008), o que representa um aumento exponencial com o avanço da idade. A demência se apresenta como um dos principais agravos à saúde do idoso, acarretando perda progressiva da autonomia e da independência e prejudicando significativamente sua qualidade de vida.

Considerando o aumento significativo e rápido da população idosa brasileira, a perspectiva de manutenção desse aumento (os jovens e adultos de hoje provavelmente chegarão à velhice) e a incidência aumentada de transtornos mentais nessa população, bem como a escassez de serviços, ações e profissionais capacitados para o atendimento dos agravos mentais, torna-se indispensável discutir o tema na tentativa de disseminar informações relevantes que possibilitem dar suporte e tratamento adequado aos idosos portadores de quadros demenciais e aos seus cuidadores.

Os quadros demenciais podem ser temporários, quando ocasionados por outras patologias, mas a maioria deles é crônica e apresenta piora progressiva dos déficits cognitivos, podendo chegar ao momento em que há necessidade de um intenso cuidado domiciliar. Infelizmente, no Brasil não há nenhum recurso público gratuito que ofereça apoio ao cuidador em casa em tempo significativo; existem os Serviços de Atenção Domiciliar já citados, mas estes oferecem apoio direto ao idoso apenas em períodos estabelecidos e apoio ao cuidador dentro dos serviços de saúde ou durante a visita domiciliar.

Cientes do impacto social da demência entre idosos e da rede social que os cerca, deve-se, todavia, enfatizar que a demência não é inerente à velhice e que existem graus diferentes de declínio cognitivo, como o declínio cognitivo *normal* da idade, que deve ser conhecido. As características desse declínio normal da função cognitiva estão a seguir.

Manifestações do declínio normal associado à idade:

- lentificação da aprendizagem;
- lentificação do tempo de reação a algum estímulo;
- diminuição da memória recente, que se relaciona mais com o grau de interesse pela informação; a capacidade de recordar permanece estável.

SINTOMAS DE DESENVOLVIMENTO DE QUADROS DEMENCIAIS

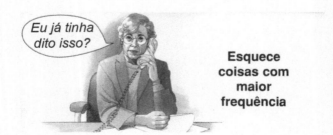

Reflexões e abordagens de situações complexas | Capítulo 5

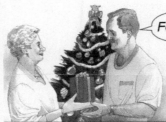

Feliz Páscoa!

Esquece palavras comuns ou utiliza palavras incorretas

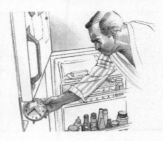

Coloca coisas em lugares estranhos

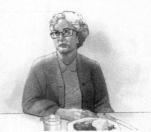

Perda de interesse em fazer algo

Alterações repentinas de humor e comportamento

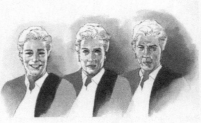

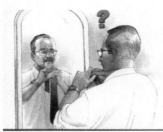
Dificuldades com atividades diárias

Problemas frequentes com tarefas complicadas
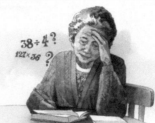

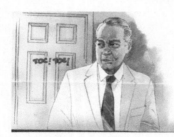
Alteração na personalidade (confuso, desconfiado ou assustado)

Sente-se confuso em relação ao local, dia ou horário
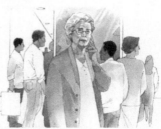

Fonte: http://www.alzheimer.med.br/demencia.htm

As manifestações descritas nas figuras são comuns nos quadros demenciais, mas existem vários tipos de demência e cada um deles apresenta manifestações características (Quadro 1) que, ao serem reconhecidas pelos profissionais de saúde, auxiliam na determinação do diagnóstico e na definição do tratamento.

Quadro 1: Classificação dos tipos de demência e suas características

Tipos de demência	Características
Doença de Alzheimer	Início insidioso, perda de memória e declínio cognitivo lento e progressivo. No início, a pessoa apresenta dificuldade para se lembrar de fatos recentes e para aprender coisas novas, e se lembra de coisas que ocorreram num passado mais distante.
Demência vascular	Início abrupto, geralmente após episódio vascular como um derrame, com deterioração em graus (alguma recuperação depois da piora) e flutuação do déficit cognitivo (dias de melhor e outros de pior performance). Apresenta sinais focais, de acordo com a região cerebral acometida.

Demências dos corpúsculos de Lewy	Flutuação na cognição, alucinações visuais recorrentes bem formadas (por exemplo, a descrição de uma pessoa, produto da alucinação, com detalhes) e parkinsonismo precoce (rigidez, imobilidade e falta de expressão facial).
Demências frontotemporais • Doença de Pick	Início pré-senil (a partir de 45 anos), apresenta mudanças na personalidade e no comportamento e/ou alteração da linguagem como características iniciais bem marcantes. São comuns alterações do comportamento sexual, com desinibição, jocosidade e hipersexualidade, além de hiperfagia com ganho de peso e obsessão em tocar objetos. O comprometimento da memória é geralmente mais tardio.

Fonte: Brasil, 2006.

Consequências da demência nas relações sociais

Já dissemos que os quadros demenciais causam diversas alterações nas relações sociais e familiares do idoso, pois as disfunções cerebrais típicas da demência impedem que ele mantenha suas condições de relacionamento normais. Por esse motivo, o cuidador, os familiares e os amigos devem estar cientes dessas alterações para compreender as novas atitudes ou atitudes anormais do idoso e tentar encontrar alternativas nas relações, inovar, e não simplesmente deixar de se relacionar com o idoso, tornando natural o isolamento social em situação de demência.

A compreensão do motivo das alterações de comportamento do idoso pode ser o primeiro passo para a construção conjunta de uma rede de apoio familiar e social, que englobe inclusive os serviços de saúde, para o cuidado do idoso que apresenta demência, pois é frequente surgirem sentimentos de raiva, angústia, ansiedade, cansaço extremo e desmotivação entre os cuidadores. As alterações cognitivas podem fazer que o idoso não reconheça um ente querido ou ainda que ele agrida com gestos e palavras as pessoas que o cercam. As consequências sociofamiliares de alterações de comportamento como as citadas podem ser muito severas para o idoso, podendo levá-lo ao abandono, a maus tratos e isolamento social, e também podem ser severas para o cuidador quando este é único e não tem com quem compartilhar as ações de cuidado.

Fica claro nesse ponto que o tratamento dos quadros demenciais exige atenção especializada, mas sobretudo exige a criação e manutenção de uma rede de suporte familiar e social para que os prejuízos ocasionados por esses agravos sejam amenizados e não levem à deterioração total das relações ou outras consequências.

Formas de tratamento da demência

O tratamento da demência deve ser orientado por um serviço de saúde; portanto, o grande objetivo deste tópico é levar ao conhecimento do público informações relevantes que possam amenizar o impacto social dos quadros demenciais e possibilitar a inclusão dessa temática como necessidade social, e não apenas particular ou individual, centralizada muitas vezes num único cuidador. Cabe ressaltar que a eficácia do tratamento está diretamente relacionada à precocidade do diagnóstico; assim, reconhecer as alterações comportamentais e de memória relacionadas aos agravos demenciais pode favorecer o tratamento.

As bases do tratamento da demência envolvem o uso de medicamentos além de ações não farmacológicas, como as detalhadas a seguir:

- Estabelecer bom relacionamento entre cuidadores, a equipe de saúde e outras redes de suporte social (vizinhos, familiares, amigos) do idoso com demência.
- O cuidado compartilhado é adequado, aconselhável e necessário. Ou seja, não manter a obrigatoriedade do cuidado sobre um úni-

co cuidador. A pessoa mais próxima e com disponibilidade para cuidar de um idoso com demência pode até ser o cuidador principal, mas não deve ser o único. Responsabilizar uma única pessoa pelo cuidado pode levá-la ao desgaste físico e emocional e ocasionar repercussões indesejáveis sobre o cuidado do idoso.

- Os serviços de saúde devem capacitar os cuidadores para as prestações de cuidados e ainda oferecer suporte de saúde mental para eles.
- O cuidador ou cuidadores de idosos com demência devem manter comunicação verbal e não verbal constante com eles, para evitar o isolamento e a piora do déficit cognitivo. Alguns exercícios de estímulo da memória (fazer anotações em diário ou agenda, ler livros, revistas ou jornais, jogar, rever fotos, escutar músicas conhecidas, entre outras) são frequentemente recomendados aos cuidadores para que pratiquem com os idosos em casa.
- Atividades de terapia educacional, realizadas em grupo, podem estimular a manutenção e recuperação de habilidades funcionais e de memória. Inicialmente, tais atividades são realizadas em serviços de saúde; depois são orientadas para serem mantidas em casa.

- O cuidador e pessoas próximas de idosos que apresentam esquecimento importante, inclusive de membros da família, devem, ao conversar com alguma pessoa conhecida do idoso, recordar seu nome, por exemplo: "Esta é Maria, sua filha", ou "Este é o Francisco, seu vizinho". Essa atitude evita constrangimentos e ajuda o idoso a lembrar-se do ente querido ou da visita.
- Atividade física regular (pelo menos três vezes por semana), como caminhada, jardinagem e até mesmo atividades domésticas ou outras de lazer, tem sido apontada como fator de manutenção da qualidade de vida nos agravos demenciais por retardar a progressão do quadro e possibilitar a recuperação de habilidades funcionais e da capacidade física. Além desses benefícios, a prática de atividades físicas favorece o convívio social.
- Adaptações no ambiente doméstico, com retirada de obstáculos, elevação de assentos de vasos sanitários e poltronas, eliminação de excesso de estímulos visuais, entre outras, promovem a independência dos idosos com demência. Embora as adaptações devam ser orientadas por profissionais de saúde, as orientações aqui contidas no tópico "Prevenção e manejo de quedas" também são úteis.

É possível prevenir a demência?

Considerado o impacto real e possível dos quadros demenciais sobre o Sistema Público de Saúde, a proteção social e a qualidade de vida dos idosos com demência e seus cuidadores, vários estudos têm sido realizados com o objetivo de identificar os fatores de risco associados ao desenvolvimento da demência.

Como vimos no tópico "Depressão em idosos", a prevenção passa por reduzir os fatores de risco para o desenvolvimento de patologias de um modo geral e manter boas condições físicas e emocionais. Faz-se necessário realizar um tratamento adequado de patologias crônicas como *diabetes mellitus* e hipertensão, controlar outros fatores de risco para agravos crônicos não transmissíveis, como dislipidemias, tabagismo e outras drogas, e sedentarismo e obesidade, entre outros.

A prática de atividade física regular também vem sendo apontada como fator preventivo de demência, além de atividades de lazer, convívio social e atividades intelectuais. Vários medicamentos também estão sendo testados na prevenção dos agravos demenciais.

Embora muitos estudos sobre formas de prevenção estejam em desenvolvimento, ainda se fazem necessários estudos mais aprofundados. Todavia, o que se sabe é que a prevenção primária ou a promoção da saúde ainda se coloca como a melhor prática.

Como favorecer a comunicação com o idoso com quadro demencial

A comunicação é caracterizada por atos que vão muito além da simples transmissão de informação de uma pessoa para outra. É uma ação que, para ser efetiva, demanda vínculo ou relação bem estabelecida para que o objetivo de interação — comunhão de ideias após apresentação de opinião, ligação afetiva, além de outras funções desempenhadas pela comunicação — possa ser atingido. Comunicar-se envolve mais do que emitir palavras; envolve atos como expressões faciais, toque, certas posturas corporais, delimitação de espaço (manter-se próximo ou distante) e mesmo a manutenção de silêncio. Assim, escrever, falar, tocar, fazer mímica são formas de comunicação que possibilitam a interação com os mais diversos tipos de pessoas, nas mais diversas condições.

A ação comunicativa ocupa um lugar de destaque na abordagem terapêutica dos casos de demência porque muitas vezes os idosos com quadros demenciais não têm preservada a forma clássica de comunicação. Muitas vezes a pessoa com demência tenta se comunicar e não consegue, o que pode deixá-la irritada e até agressiva se o receptor (aquele para o qual se dirige a tentativa de comunicação) não a compreende.

Dicas para facilitar a comunicação

1. Ficar atento às diversas reações do idoso (fisionômicas, expressão corporal) durante a prestação de cuidados. Isso favorecerá a compreensão de formas de comunicação verbais e não verbais. Potencializar essas formas comunicativas, demonstrando que entendeu.
2. Usar falas curtas e objetivas.
3. Olhar para o idoso ao falar com ele e falar vagarosamente e em tom de voz adequado. Não é necessário gritar se o idoso não tiver déficit auditivo. Se o idoso demonstrar que não entendeu, repetir o que falou ou usar novas formas de se comunicar.
4. Evitar dar ordens sem diálogo.
5. Evitar denominações infantilizadas ou no diminutivo ("fofinho", "vovozinho" "coitadinho", entre outras). Comunique-se com o idoso como de costume para favorecer o estímulo da memória.
6. Não ter pressa com a resposta; esperar o idoso elaborar uma resposta verbal ou não verbal (gesto, expressão etc.).
7. Reduzir os ruídos ambientais para favorecer o reconhecimento das tentativas de comunicação do idoso.

8. A música em tom agradável pode ajudar o idoso a se lembrar de pessoas, ambientes etc. Usar este recurso.
9. Praticar outras formas de comunicação, como o toque, o canto, o olhar, as expressões faciais, o beijo, o carinho.

Essas dicas deixam claro que a relação entre o cuidador e a pessoa cuidada demanda vínculo e afeto. Logo, na inexistência dessa condição, as ações de cuidado se tornam desagradáveis ou até mesmo são percebidas como obrigatoriedade punitiva. Tais sensações certamente não favorecem o cuidado, que tem de ser permeado pela comunicação. Assim, delegar, sem a opção de escolha, a função de cuidar do idoso com demência, sem considerar o aspecto de vínculo afetivo ou mesmo a capacidade de dedicação ao cuidado, deve ser evitado. Laços consanguíneos não garantem vínculo ou capacidade de cuidado. Muitas vezes um cuidador contratado desempenha melhor as funções de cuidado.

No caso de idosos e familiares que não possuam condição financeira para a contratação de cuidador, deve-se discutir no meio familiar ou no grupo de convívio do idoso a possibilidade de partilha das ações de cuidado ou mesmo a busca de entidades governamentais gratuitas, sempre considerando qual alternativa pode oferecer melhores condições de vida ao idoso com demência.

Violência contra o idoso

O tema central deste tópico, a violência, tem sido amplamente abordado nos meios de comunicação recentemente. Apesar de ser considerada um problema de saúde pública nas suas mais diversas formas de manifestação, a violência está longe de ter ampla visibilidade no caso dos idosos. Os impactos sociais e pessoais das manifestações de violência são reconhecidos e existem proposições concretas para o enfrentamento dirigidas para grupos etários ou de gênero, como no caso da violência contra a mulher e contra a criança.

Além das proposições que envolvem inclusive a estruturação de uma rede de apoio judicial e de prestação de outros serviços, socialmente não se encaram com naturalidade as formas de manifestação violentas e, na grande maioria das vezes, tais manifestações não são mantidas "entre quatro paredes", uma vez que, com a formulação de dispositivos legais, a sociedade já não considera intransponíveis os limites domiciliares, familiares ou particulares.

A violência contra o idoso, como expõe Minayo (2005), é algo ainda pouco conhecido ou não tomado como relevante – e isso certamente não se deve ao fato de as mais diversas formas de violência estarem pouco presentes na vida dos idosos. Ainda segundo Minayo (2005), a violência contra o idoso é um fenômeno mundial e apresenta características marcantes, por exemplo o fato de ser considerado natural, visto que a sociedade ainda acata na condição de mais-valia os indivíduos tidos como socialmente produtivos, ou seja, que valem o quanto produzem no mercado de trabalho formal e informal.

Em todos os tópicos abordados neste livro, coloca-se a permeabilidade da violência. Suas manifestações estão presentes quando se restringe a alimentação ou não se dá opção de escolha, de tipo de alimento e de forma de preparo; quando o idoso é exposto de forma desrespeitosa no auxílio à sua higienização; quando se negligencia a prevenção de quedas, ou ainda quando se mantém o idoso isolado, deixado num canto como "um objeto inerte e sem valor", sentimentos ou sensações.

A abordagem social da violência contra idosos deve ser prioritária, levando-se em conta todo o contingente populacional, pela perspectiva do envelhecimento populacional. A sociedade não deve colocar o problema da violência em evidência apenas quando ela é vivenciada na própria casa ou com conhecidos. É necessário construir uma rede de apoio eficiente para o enfrentamento dessa importante questão, já que o envelhecimento e as manifestações de violência não são fenômenos particulares e individuais.

Os idosos são parte de um grupo social com maior vulnerabilidade às práticas de violência, por características próprias e também em decorrência da estrutura de valores sociais atuais. No que tange às *características próprias*, a autodesvalorização de muitos idosos quando deixam o mercado de trabalho ou quando se sentem sem poder decisório sobre as próprias vidas é um exemplo. Isso pode levá-los a um isolamento social desnecessário e ao conformismo perante situações de violência. Outra característica própria da população idosa, mais especialmente das mulheres idosas, que ajuda na perpetuação da vulnerabilidade à violência, é a omissão da denúncia ou de busca de apoio, quando a violência parte de um familiar. A sensação de fragilidade e o medo de represálias, associados ao sentimento de afeto pelo familiar, fazem que os idosos temam fazer denúncias (Brasil, 2005).

No campo *estrutural* pode-se citar a escassez de serviços e ações voltados à prevenção, reabilitação e proteção da violência contra idosos, bem como a escassez de profissionais capacitados para o atendimento de suas necessidades específicas. Isso acontece apesar da existência de diretrizes teóricas acessíveis, como a Política Nacional de Atenção à Saúde da Pessoa Idosa, o Estatuto do Idoso e instrumentos de atenção específicos, como os Cadernos de Atenção Básica, entre outros.

Sobre os *valores sociais*, já se apontou a relação entre valor produtivo *versus* relevância social. Esta relação pode ser fortalecida pelo próprio grupo de estudiosos e defensores dos direitos dos idosos e mesmo por idosos que, numa postura ativa e adequada de não se esconder da sociedade nem desistir da luta por cidadania, promovem equívocos e ampliam a vulnerabilidade de muitos outros ao disseminar comportamentos ditos "ideais" pela população idosa de um modo geral, como a velhice ativa, grupos de terceira idade e outros. Tais ações, apesar de apresentarem aspectos positivos do envelhecimento, podem segregar grupos de idosos que não se adéquam ou não desejam manter estilos de vida ditados como o padrão normal e aceito em sociedade. Daí o interesse deste livro em enfatizar em todos os itens o valor da *velhice interativa*. A compreensão desse termo e de seu valor pode favorecer a reflexão social sobre direitos, deveres e a prática da cidadania em todos os aspectos e fases das etapas biológicas da vida. O valor dessa colocação é bem traduzido por Minayo e Coimbra Jr., (2002, p.14): "O processo biológico que é real e pode ser reconhecido por sinais externos do corpo é apropriado e elaborado simbolicamente, por todas as sociedades, em rituais que definem nas fronteiras etárias um sentido político e organizador do sistema social".

Como já dissemos, há diversas formas de violência, ou seja, ela não se limita à agressão física. Para favorecer uma reflexão sobre o tema, o Quadro 2 apresenta os tipos de violência:

Quadro 2: Tipos de violência e suas características

Tipos de violência	Características ou formas de manifestação
Abuso físico, maus-tratos físicos ou violência física	São expressões que se referem ao uso da força física para compelir os idosos a fazer o que não desejam, para feri-los, provocar-lhes dor, incapacidade ou morte.
Abuso psicológico, violência psicológica ou maus-tratos psicológicos	Correspondem a agressões verbais ou gestuais com o objetivo de aterrorizar os idosos, humilhá-los, restringir sua liberdade ou isolá-los do convívio social.
Abuso sexual, violência sexual	São termos que se referem ao ato ou jogo sexual de caráter homo ou heterorrelacional com pessoas idosas. Esses abusos visam a obter excitação, relação sexual ou práticas eróticas por meio de aliciamento, violência física ou ameaças.
Abandono	É uma forma de violência que se manifesta pela ausência ou deserção dos responsáveis governamentais, institucionais ou familiares na prestação de so-

	corro a uma pessoa idosa que necessite de proteção.
Negligência	Refere-se à recusa ou à omissão de cuidados devidos e necessários aos idosos, por parte dos responsáveis familiares ou institucionais. A negligência é uma das formas de violência contra os idosos mais presente no país. Ela se manifesta, frequentemente, associada a outros abusos que geram lesões e traumas físicos, emocionais e sociais, em particular para os que se encontram em situação de múltipla dependência ou incapacidade.
Abuso financeiro e econômico	Consiste na exploração imprópria ou ilegal dos idosos ou ao uso não consentido por eles de seus recursos financeiros e patrimoniais. Esse tipo de violência ocorre, sobretudo, no âmbito familiar.
Autonegligência	Diz respeito à conduta da pessoa idosa quando esta ameaça sua própria saúde ou segurança, pela recusa de prover cuidados necessários a si mesma.

Fonte: Plano de ação para o enfrentamento da violência contra a pessoa idosa.
http://www.mj.gov.br/sedh/ct/cndi/SEDH_Planos_2005.pdf

Analisando-se o quadro, nota-se que são diversos os tipos de violência contra o idoso, inclusive a autoviolência. Ainda que pelo senso comum se possa considerar que o contingente de idosos que sofrem violência é grande, faltam dados oficiais e estudos científicos que deem suporte a essa informação.

Nos serviços de saúde, por exemplo, não há, na maioria das vezes, capacitação para o reconhecimento das manifestações de violência contra o idoso ou outros tipos de ação que possam dar respaldo ao idoso após a constatação da violência. Com a expansão da estratégia terapêutica de atenção domiciliar, tem-se tornado mais evidente o fenômeno da violência, uma vez que se ultrapassam os limites do lar. Entretanto, a maioria dos idosos que utiliza os serviços de Saúde não depende de atenção domiciliar e as práticas assistenciais, centradas na questão biológica e em doenças crônicas não transmissíveis, dificilmente reconhecem as necessidades de saúde próprias do envelhecimento, quanto mais questões tão complexas como a violência.

Estima-se que a subnotificação dos casos de violência seja elevada, mas os dados disponíveis sobre a internação de idosos no Brasil apontam que 53% são decorrentes de quedas, 27% de violências e agressões e 20% de acidentes de trânsito (Minayo, 2005). Deve-se considerar que esses dados expressam os casos em que o diagnóstico da violência foi valorizado e de idosos que chegam aos hospitais. Há que se considerar, portanto, os casos de violência que não chegam aos hospitais ou não são reconhecidos pelos profissionais de saúde.

As quedas são a principal causa de hospitalização entre idosos e grande parte dos que sobrevivem ficam totalmente dependentes ou morrem no decorrer de um ano. As quedas podem ser causadas pelos mais diversos tipos de violência, como oferta nutricional insuficiente ou inadequada, isolamento social, negligência de cuidados, entre outras. E o índice de quedas é significativo inclusive nas instituições de longa permanência, onde, embora os cuidadores sejam pagos para prestar cuidados e evitar a violência e principalmente a negligência, elas estão presentes (Minayo, 2005; Creutzberg et al., 2007).

O fenômeno da violência contra idosos merece atenção, reflexões e ações sociais. Dentre os tipos de violência, os mais comuns são mostrados no Quadro 3:

Quadro 3: Formas mais frequentes de violência contra os idosos

1. Abusos financeiros e econômicos	Geralmente cometidos por familiares, englobam tentativas de forçar os idosos a assinar procurações que lhes deem acesso a seus bens patrimoniais, vendas de bens e imóveis sem o seu consen-

	timento, expulsão do idoso do seu tradicional espaço físico e social no lar, ou confinamento em algum aposento mínimo em residências que por direito lhe pertencem, dentre outras formas de coação. Também são considerados agressores: o Estado, pela falta de provimento de acesso a recursos que garantam a qualidade de vida e por aposentadorias e pensões com correção negligenciada. Lojas, empresas e planos de saúde por aumentos abusivos, falta de financiamento e enganações.
2. Violência estrutural	Reúne os aspectos resultantes da desigualdade social, da penúria provocada pela pobreza e miséria e a discriminação, que se expressa de múltiplas formas. No Brasil, apenas 25% dos idosos aposentados vivem com três salários mínimos ou mais. O restante – a maioria deles – é pobre ou miserável, fazendo parte de famílias na mesma condição. Embora a questão social seja um problema muito mais amplo, os

	idosos são o grupo mais vulnerável (junto com as crianças) por conta das limitações impostas pela idade, pelas injunções das histórias de perdas e por problemas de saúde e dependência, situações extremamente agravadas na velhice.
3. Violência institucional	Manifesta-se na prestação de serviços de saúde, assistência e previdência social (que pela Constituição configuram os instrumentos da seguridade social), sendo essas instituições as campeãs de queixas e reclamações nas delegacias e órgãos de proteção aos idosos. Os serviços, na maioria dos casos, são oferecidos por uma burocracia impessoal e discriminadora, causando imenso sofrimento aos idosos, sobretudo aos pobres, que não têm condições de usufruir de outros serviços. São exemplos a exposição a longas filas, a falta de comunicação ou a comunicação confusa, e a ausência de uma relação pessoal compreensiva. Aqui também se destaca a alta prevalência de

	maus-tratos em instituições asilares ou de longa permanência.
4. Violência familiar	São particularmente relevantes os abusos e negligências que se reproduzem por choque de gerações, problemas de espaço físico e dificuldades financeiras, que costumam se somar a um imaginário social que considera a velhice como "decadência" e os idosos como "passado" e "descartáveis". Todos os estudos existentes ressaltam a relevância do tema, uma vez que os cuidados com a pessoa idosa continuam a ser, na maioria das sociedades, responsabilidade das famílias. No Brasil, mais de 95% das pessoas acima de 60 anos estão morando com seus parentes ou vivem em suas próprias casas. Em cerca de 26% das famílias existe pelo menos uma pessoa com mais de 60 anos. Estudos parciais feitos no país mostram que a maioria das queixas dos velhos é contra filhos, netos ou cônjuges e outros 7% referem-se a outros parentes. As denúncias enfatizam

em primeiro lugar abusos econômicos (tentativas de apropriação dos bens do idoso ou abandono material cometido contra ele); em segundo lugar, agressões físicas, e em terceiro, recusa dos familiares em dar-lhes proteção. A maioria das violências físicas cometidas pelos filhos (homens) está associada ao alcoolismo: deles próprios ou dos pais idosos.

Fonte: Plano de ação para o enfretamento da violência contra a pessoa idosa.
http://www.mj.gov.br/sedh/ct/cndi/SEDH_Planos_2005.pdf

A caracterização da violência, no bojo familiar, segue algumas características principais:

- o agressor vive na mesma casa da vítima;
- dependência financeira, seja dos filhos em relação a pais em idade avançada ou idosos dependentes de seus filhos;
- abuso de álcool e outras drogas pelos filhos, por outro membro da família ou pelos próprios idosos;
- vínculos afetivos frouxos ou deteriorados. A comunicação com o idoso é restrita ou inexistente;

- os membros da casa ou agressores procuram se manter isolados da sociedade (poucos vínculos ou amizades) e também isolam o idoso;
- o idoso foi agressivo ou não mantinha boas relações com os membros da casa;
- histórico familiar de violência;
- os cuidadores são vítimas de violência, ou sofrem de distúrbio mental ou sobrecarga de trabalho.

O Plano de Ação para o Enfrentamento da Violência Contra a Pessoa Idosa coloca diretrizes e propostas claras de ação social para a abordagem e superação das manifestações de violência contra idosos, inclusive propostas que possam estimulá-los a denunciar os maus-tratos sofridos. O plano proposto em 2005 empenhou esforços em quatro áreas socioambientais:

1. Espaço cultural coletivo.
2. Espaço público.
3. Espaço familiar.
4. Espaço institucional.

Em todas essas áreas o objetivo prioritário era promover ações que levem ao cumprimento do Estatuto do Idoso (Lei n.10.741, de 1º de outubro de 2003) e tratem do enfrentamento da exclusão social e de todas as formas de violência contra esse grupo social. A compreensão dos tipos de violência contra os idosos possibilita a reflexão e a participação social de modo efetivo, permanente, mas sempre renovável nas áreas socioambientais propostas no Plano de Enfrentamento da Violência Contra a Pessoa Idosa. Assim, para que os leitores sejam sujeitos nessa construção, descrevemos a seguir de forma sucinta as prioridades e possíveis ações do referido plano nas quatro áreas socioambientais:

1. Espaço cultural coletivo

É essencial possibilitar o entendimento e conscientizar a sociedade de que o envelhecimento é um fenômeno que veio para ficar e que, nos próximos cinquenta anos, tenderá a se acelerar no Brasil. Portanto, é preciso considerar a importância da contribuição do idoso em todas as esferas públicas e privadas, assim como políticas específicas voltadas a seu bem-estar, qualidade de vida, proteção e cuidados. Essa consciência precisa crescer em toda a sociedade, modificando hábitos, usos e costumes, remetendo a mudanças culturais que necessitam da intervenção política e gerencial do Estado, da sociedade e dos próprios idosos para que se acelerem.

2. Espaço público

Os idosos, como toda a população brasileira, têm direito de ir e vir no espaço público. No entanto, a maioria de nossas cidades e áreas rurais não lhes oferece segurança para sair de casa, passear e divertir-se. Três problemas são cruciais: o estado depredado das calçadas ou a sua inexistência, a falta de acesso a transporte ou o tratamento discriminatório por parte de motoristas e cobradores e a desorganização do trânsito. Neste último, os idosos passam por uma combinação de desvantagens: dificuldades de movimentos, próprias da idade, somam-se à falta de respeito e mesmo a violências impingidas por motoristas e à negligência do poder público. Quando usam transportes públicos, os idosos queixam-se das longas esperas nos pontos de ônibus e de os motoristas não esperarem que se acomodem em assentos para acelerar. As pessoas mais velhas ressentem-se também da forma como são tratadas nas travessias e nos transportes públicos, tornando o privilégio da "gratuidade do passe", a que têm direito por lei, em humilhação e discriminação. Sendo os acidentes e violências no trânsito a primeira causa externa específica de morte nesse grupo etário, é preciso ter em conta a alta relevância de preparar melhor os dispositivos e a sinalização nas ruas e travessias nas cidades. É de extrema importância promover campanhas educativas, divulgar conteúdos sobre os direitos dos idosos nas escolas de formação de motoristas, mobilizar os empresários do setor e punir os agressores, institucionais e individuais, que os desrespeitam e os penalizam nos transportes públicos.

3. Espaço familiar

Mais de 95% dos idosos residem com as famílias ou em suas próprias casas. Pelo fato de a família ser, no Brasil, o *locus* privilegiado de moradia e cuidado dos idosos de todas as classes sociais, é preciso investir muito na sua competência para abrigá-los com respeito e dignidade. Embora possa parecer óbvio à primeira vista, essa não é uma tarefa natural. Prova das dificuldades é o fato de que é nesse espaço que ocorre a maioria das violências físicas, psicológicas, econômicas e sexuais. O espaço familiar, portanto, merece ser foco de atenção em múltiplos sentidos: em termos de mudança cultural na forma de conceber a relação com a pessoa idosa; na preparação da casa para maior segurança; na formação de cuidadores familiares para os idosos dependentes, e na proteção do Estado para as famílias sem condições de cuidar dos seus idosos.

4. Espaço institucional

A questão institucional abrange os serviços de saúde, assistência social e previdência, educação, ciência e tecnologia e atendimento de longa duração. No caso dos primeiros, é urgente a necessidade de adequação cultural, de formação e de equiparação dos espaços para servirem adequadamente os idosos. É necessária uma revolução na maneira tradicional e impessoal de tratá-los. Exemplos múltiplos de insensibilidade e desrespeito vêm sendo notificados aos órgãos competentes, evidenciando-se que os Serviços Públicos de Saúde (junto com os planos de saúde) e de Previdência são os que provocam maiores sofrimentos aos idosos, pela forma como os atendem ou negligenciam atenção. Mas as áreas de educação e ciência e tecnologia também precisam ser acionadas e se engajar para produzir informações e formação adequadas ao novo perfil demográfico do país, atendendo ao diagnóstico da situação atual de pouco conhecimento específico e de falta de preparo dos profissionais. No caso das instituições de longa permanência, são necessários investimentos em fóruns de debate e grupos de trabalho, visando um real diagnóstico e propostas de reformulação em prol dos idosos.

E quando não é possível cuidar do idoso em casa?

■ Redes de suporte social e o cuidado em instituições de longa permanência para idosos (ILPI)

As estruturas familiares e seus modos de vida vêm passando por modificações importantes e muito dinâmicas que muitas vezes dificultam o estabelecimento de rotinas de cuidado em domicílio. Não é raro que os membros dessa estrutura apresentem mais de um vínculo empregatício e ainda mantenham outras atividades necessárias à inserção das mulheres no mercado de trabalho, impondo desafios que envolvem o desenvolvimento social e profissional e a satisfação pessoal.

Camarano e Pasinato (2004) apontam também a quebra dos laços de solidariedade dentro dos núcleos familiares, a redução do número de membros de uma família e o aumento expressivo e contínuo da inserção das mulheres no mercado de trabalho. Isso reduz as possibilidades de as mesmas exercerem o papel "natural" de cuidadoras familiares.

Nesse cenário se incluem os desafios do aumento da população de idosos do país e sua longevidade progressiva, fenômenos que devem ser reconhecidos, sobretudo, como conquista social, mas que requerem uma rede social de apoio para que não representem apenas números em anos de vida e, sim, qualidade dos anos vividos.

Estudos apontam que manter o idoso em casa, próximo aos seus laços afetivos familiares e comunitários, contribui para a manutenção de seu bem-estar. Todavia, cuidar de idosos com dependência no espaço privativo do lar pode não ser a melhor opção se as formas de organização familiares, comunitárias e da casa não propiciarem condições de cuidado.

Muitas famílias e comunidades brasileiras não apresentam condições financeiras, nem tampouco contam com rede de apoio familiar e social estruturada para cuidar de um idoso com dependência grave, que necessite de apoio para higienização; de um ambiente doméstico propício aos deslocamentos internos do idoso e seu cuidador; e de orientação para alimentar--se por dispositivos não naturais como sondas. A esta estrutura de apoio falta também tempo para várias atividades necessárias, como: fornecer medicamentos em horários corretos, mudar o idoso constantemente de posição para evitar úlceras por pressão (feridas no corpo) e o acúmulo de secreção nos pulmões (causa de infecções respiratórias como pneumonias), preparo especial de alimentos e sua oferta vagarosa a fim de evitar engasgos.

Assim, a demanda por instituições que prestam atenção integral aos idosos com algum grau de dependência vem aumentando em todo o mundo, inclusive no Brasil. O surgimento de instituições para idosos não é recente; remonta a 500 d.C., em sua maioria vinculadas ao cristianismo. Surgiram com o propósito de amparar os idosos e oferecer-lhes uma vida digna. Contudo, sem o suporte de outras organizações sociais, eram transformadas em hospitais ou nos conhecidos asilos para pobres, mendigos e idosos, assumindo um papel de instituição acolhedora para indivíduos desprovidos de recursos financeiros e laços afetivos suficientes.

As deficiências das instituições brasileiras ligadas ao poder público, destinadas ao cuidado de idosos ou para idosos de baixa renda, são alvo de constante denúncia nos meios de comunicação. O apoio governamental a tais instituições é escasso ou insuficiente para que elas mudem a imagem do conhecido "asilo". Camarano e Pasinato (2004) apontam, em publicação do Instituto de Pesquisa Econômica Aplicada (IPEA), que em 2002 havia mais de 19 mil idosos institucionalizados em todo o país, dado possivelmente subestimado, uma vez que muitas instituições não possuem um cadastro para funcionamento legalizado e agem na clandestinidade. Mas o que chamou atenção no estudo não foi o número de idosos e, sim, as péssimas condições em que se encontravam tais instituições, sem o mínimo adequado para o seu funcionamento, sem profissionais capacitados para cuidar de idosos com dependência, ou seja, sem supervisão e suporte para que essas ILPI prestem cuidados de forma adequada.

A legislação brasileira relativa a cuidados com os idosos, por sua vez, é bastante avançada, mas sua aplicabilidade prática é deficitária. No que se refere ao apoio às famílias, comunidades e instituições que cuidam de idosos com algum grau de dependência, a Secretaria de Estado de Assistência Social estabeleceu normas de funcionamento de serviços sociais de atendimento. Uma dessas normas (Portaria MPAS/SEAS Nº 73, de 10 de maio de 2001) define a formação de parcerias promovendo a integração intersetorial e a corresponsabilidade do Estado, da sociedade e família no cuidado do idoso brasileiro. As formas de organização familiar e os serviços citados nessa Portaria consideram as necessidades financeiras, funcionais e sociais dos idosos. Com vistas à atenção a essas necessidades, a Portaria estipula recursos materiais e estruturais e uma equipe multidisciplinar.

Segundo Diogo e Duarte (2002), as formas de organização para atenção aos idosos podem ser agrupadas em três modalidades, segundo o local onde se estabeleçam:

A. Ambiente domiciliar

Com o objetivo de estimular a permanência do idoso com algum nível de dependência na sua própria família (residência em família natural) ou em famílias que estejam dispostas a acolher (residência em família acolhedora) idosos abandonados pela família natural, a estratégia adotada é a oferta de uma suplementação financeira à família com recursos insuficientes para a manutenção do idoso e visitas domiciliares de cuidadores especializados. Ainda dentro da modalidade de cuidado no ambiente domiciliar, outra alternativa, citada no programa, é a de "residência em repúblicas" como alternativa para idosos independentes.

B. Ambiente comunitário

Nessa modalidade, são oferecidas moradias no caso de "residência em casa-lar," atendimentos prestados durante todo o dia nos centros-dia e desenvolvimento de atividades que promovam a sociabilidade em "centros de convivência". No primeiro caso, encontram-se alternativas de residência para pequenos grupos de idosos que estão sós ou afastados do convívio familiar e com renda insuficiente para a sua sobrevivência. Os centros-dia são um programa de atenção integral às pessoas idosas que, por suas necessidades e/ou de seus familiares, não podem ser atendidas nos próprios domicílios. Possibilitam à pessoa idosa ser atendida durante o dia e retornar à noite para sua residência, propiciando a manutenção dos vínculos familiares e a sua socialização a custos financeiros mais baixos do que o atendimento institucional. Os centros de convivência promovem atividades que visam o fortalecimento de vínculos associativos, produtivos e de promoção da sociabilidade. Visam contribuir para a autonomia, o envelhecimento ativo e saudável, a prevenção do isolamento social e a geração de renda. Em parceria com o governo federal, a rede SESC implantou centros de convivência em 25 estados brasileiros, atendendo a aproximadamente 100 mil idosos.

C. Ambiente integral institucional

São atendimentos prestados por instituições asilares, prioritariamente, aos idosos sem família, em situação de vulnerabilidade. São oferecidos serviços de atenção biopsicossocial, em regime integral, priorizando o vínculo familiar e a integração comunitária. São classificados em submodalidades, de acordo com a forma do atendimento.

Modalidade I: destinada a idosos independentes para as atividades da vida diária, mesmo que necessitem utilizar algum equipamento de autoajuda.

Modalidade II: dirigida a idosos dependentes e independentes que necessitem de ajuda e cuidados espe-

cializados, com acompanhamento e controle adequado de profissionais da área da saúde.
Modalidade III: voltada para idosos dependentes que necessitem de assistência total em, pelo menos, uma atividade da vida diária.

A portaria em questão pode ser obtida na íntegra no site:
http://www81.dataprev.gov.br/sislex/paginas/66/MPAS/2001/73.htm

A escassa aplicabilidade de políticas públicas como a Política Nacional de Saúde da Pessoa Idosa e a Portaria citada resulta no contexto de baixa cobertura dos programas de cuidados institucionais. A questão da dependência na velhice deve tomar os espaços de discussão pública para pressionar instâncias governamentais com vistas à adequação deste cenário de escassez e precariedade, tanto nas instituições públicas governamentais, como nas privadas e filantrópicas (instituições religiosas e organizações não governamentais – ONG).

A mudança do termo "asilo" para ILPI já expressa um movimento social almejando a mudança das formas e características de cuidado em instituições destinadas aos idosos. Esse termo é proveniente de discussões e debates na Sociedade Brasileira de Geriatria e Gerontologia e começou a vigorar no Brasil em 2005, com a Resolução da Diretoria Colegiada, RDC nº 283, publicada pela Agencia Nacional de Vigilância Sanitária (Anvisa) que estipula as normas de funcionamento dessa modalidade de assistência ao idoso. Segundo o documento, ILPI são "instituições governamentais ou não governamentais, de caráter residencial, destinadas ao domicílio coletivo de pessoas com idade igual ou superior a 60 anos, com ou sem suporte familiar, em condições de liberdade, dignidade e cidadania" (Pollo; Assis, 2008). A norma define quais os graus de dependência e as condições gerais de organização institucional baseada nos direitos dos idosos, incluindo recursos humanos, infraestrutura, processos operacionais, notificação compulsória, monitoramento e avaliação (pode ser encontrada em: http://e-legis. anvisa.gov.br/leisref/public/showAct.php#').

Alguns aspectos dessa regulamentação são salientados a seguir:

No que se refere às disposições gerais:

- A instituição deve propiciar o exercício dos direitos humanos (civis, políticos, econômicos, sociais, culturais e individuais) de seus residentes;
- A instituição deve observar os direitos e garantias dos idosos, inclusive o respeito à liberdade de credo e a liberdade de ir e vir, desde que não exista restrição determinada no Plano de Atenção à Saúde;
- A instituição deve promover a participação da família e da comunidade na atenção ao idoso residente;

- Desenvolver atividades que estimulem a autonomia dos idosos;
- Desenvolver atividades e rotinas para prevenir e coibir qualquer tipo de violência e discriminação contra pessoas nela residentes.

No que se refere à organização:

- A instituição de Longa Permanência para Idosos deve possuir um Responsável Técnico – RT pelo serviço, com nível superior, que responderá pela instituição perante a autoridade sanitária local;
- A Instituição de Longa Permanência para Idosos deve celebrar contrato formal de prestação de serviço com o idoso, seu responsável legal ou curador, em caso de interdição judicial, especificando o tipo de serviço prestado bem como os direitos e as obrigações da entidade e do usuário, em conformidade com inciso I, artigo 50 da Lei nº 10.741 de 2003.

No que se refere aos recursos humanos:

- Deve contar com cuidadores com contrato formal de trabalho, em números que garantam a seguinte distribuição: para idosos com Grau de Dependência I: um cuidador para cada 20 idosos, ou fração, com carga horária de 8 horas/dia. Para idosos com Grau de Dependência II: um cuidador para cada 10 idosos, ou fração, por turno. Para idosos com Grau de Dependência III: um cuidador para cada 6 idosos, ou fração, por turno;

- Para as atividades de lazer: um profissional com formação de nível superior para cada 40 idosos, com carga horária de 12 horas por semana;
- A instituição que possuir profissional de saúde vinculado à sua equipe de trabalho deve exigir registro desse profissional no seu respectivo conselho de classe;
- Para serviços de limpeza: um profissional para cada 100 m^2 de área interna ou fração, por turno, diariamente.

No que se refere à infraestrutura física:

- A Instituição de Longa Permanência para Idosos deve oferecer instalações físicas em condições de habitabilidade, higiene, salubridade, segurança e garantir a acessibilidade a todas as pessoas com dificuldade de locomoção, segundo o estabelecido na Lei Federal n. 10.098/00;
- Quando o terreno da Instituição de Longa Permanência para Idosos apresentar

desníveis, deve ser dotado de rampas para facilitar o acesso e a movimentação dos residentes;
- Os pisos externos e internos (inclusive de rampas e escadas) devem ser de fácil limpeza e conservação, uniformes, com ou sem juntas e com mecanismo antiderrapante;
- Os dormitórios de 2 a 4 pessoas devem possuir área mínima de 5,50 m^2 por cama, incluindo área para guarda de roupas e pertences dos residentes;
- Circulações internas: as circulações principais devem ter largura mínima de 1,00 m e as secundárias podem ter largura mínima de 0,80 m, contando com luz de vigília permanente;
- O banheiro deve possuir área mínima de 3,60 m^2, com 1 bacia, 1 lavatório e 1 chuveiro, não sendo permitido qualquer desnível em forma de degrau para conter a água, nem o uso de revestimentos que produzam brilhos e reflexos.

No que se refere aos processos operacionais:

- Cabe ao Responsável Técnico – RT da instituição a responsabilidade pelos medicamentos em uso pelos idosos, respeitados os regulamentos da Vigilância Sanitária quanto à sua guarda e administração, sendo vedado o

estoque de medicamentos sem prescrição médica;
- As atividades das Instituições de Longa Permanência para Idosos devem ser planejadas em parceria e com a participação efetiva dos idosos, respeitando as demandas do grupo e os aspectos socioculturais dos idosos e da região onde estão inseridos;
- A Instituição de Longa Permanência para Idosos deve comunicar à Secretaria Municipal de Assistência Social ou congênere, bem como ao Ministério Público, a situação de abandono familiar do idoso ou a ausência de identificação civil.

Os pontos destacados da regulamentação da Anvisa deixam claro que os conceitos de cuidado (afeto, atenção, responsabilidade, capacitação e interatividade), referentes às formas de tratamento do idoso em casa, também são importantes para as instituições de longa permanência. A sociedade civil deve estar atenta a tais aspectos, inclusive com vistas ao seu próprio envelhecimento e cuidado nesta fase da visa, que pode acontecer em casa ou em instituições de cuidado ou abrigamento.

As normas da Anvisa representam um desafio para as instituições de prestação de cuidados permanentes para idosos, mas podem levar à superação do paradigma destas instituições, de local de segregação social do idoso para o de prestação de cuidados adequados e garantia da qualidade de vida dos idosos que delas necessitem. Sabemos que há bons esforços nessa direção. A nossa sugestão é que bons serviços sejam avaliados e aprimorados.

7

Espaço do cuidador – o cuidado com quem cuida

O cuidador é figura fundamental para promover a transformação social dos índices negativos e preocupantes relacionados à qualidade de vida dos idosos. É para ele que se destina a maior parte deste livro, pois mesmo o autocuidado do idoso pode ser influenciado pela figura do cuidador. Já dissemos que não é remota a possibilidade de o cuidado virar um fardo não suportável, caso as funções que o caracterizam não sejam compartilhadas. Não se pode correr o risco de que o papel de cuidador seja socialmente visto como punição ou obrigatoriedade de certos indivíduos ou familiares, por isso a questão do cuidado ao idoso precisa ser vista como social, ou seja, função *(1) do Estado*, na figura das instituições e serviços de apoio, que devem ser disponíveis e preparados; *(2) de familiares e entes queridos*, que não necessariamente têm de possuir laços de parentesco, e também *(3) dos idosos*, como grupo social praticante da cidadania e agindo em prol dessa transformação.

No Brasil, o papel de cuidador de idosos que apresentam algum grau de dependência, ou mesmo dependência total, geralmente cabe à mulher, parente do idoso. É considerado natural, e até "tradição", que o cuidado do idoso seja assumido totalmente por uma mulher da família, especialmente filhas e esposas. Todavia, deve-se apontar que essa postura prejudica a visibilidade social e que esse papel é assumido pela mulher ou imposto a ela, muitas vezes, de forma solitária. Problemas ou dificuldades, que podem inclusive comprometer a relação entre o idoso e sua cuidadora, nem sempre são considerados, compreendidos, ou amenizados (Karsch, 2003). A própria cuidadora pode não perceber esta situação e assim não buscar ampliar o apoio na própria família, na comunidade e nas instituições sociais que podem ser envolvidas com o cuidado de um idoso com dependência.

O ato de cuidado requer carinho, respeito mútuo entre o cuidador e a pessoa cuidada, solidariedade, iniciativa e coragem. Não há *a priori* restrição de sexo ou laço consanguíneo. O vínculo e a ajuda constantes entre os membros da rede de apoio influenciam a qualidade do cuidado quanto às características citadas.

Sendo assim, ser cuidador representará uma oportunidade de trocas que envolvem prazer e aprendizado e pode proporcionar relações efetivas e enriquecedoras.

É necessário intencionalidade para estabelecer vínculos e atos de cuidado. Vale dizer, ainda que não se conviva com o idoso há muitos anos, e que as relações familiares estejam comprometidas por situações pregressas, colocar-se disposto a cuidar de alguém pode recriar e/ou resgatar vínculos e restabelecer ou criar novas convivências.

Assim, aponta-se a necessidade de o cuidador também ser cuidado (e cuidar de si) e buscar apoio para tal, pois a preservação da qualidade de vida dessa figura fundamental influencia na adequada relação de cuidado. Os serviços públicos e privados de saúde apresentam esboços iniciais no reconhecimento desta necessidade. Por muito tempo, o cuidador foi considerado apenas a figura que recebia orientações das equipes de saúde para promover a saúde do idoso. Há pelo menos duas décadas já se percebe que não é possível focar as ações de cuidado e promoção da qualidade de vida em apenas um sujeito dessa relação.

Assim, para concluir este livro, damos sugestões de autocuidado para os cuidadores, e onde buscar mais informações sobre como manter sua qualidade de vida.

- Reconhecer que necessita de apoio, analisar seus limites e procurar ajuda.

- Ter horários para você e preenchê-los com as atividades de descontração e relaxamento de sua preferência.
- Manter uma rede de apoio (amigos, grupos de convívio etc.), não se isolar ou se "anular".
- Não se sentir culpado por se sentir frustrado, cansado e por às vezes não desejar cuidar do idoso; isso acontece. Contudo, procure ajuda profissional ou de sua rede de apoio se essas sensações permanecerem.
- Compartilhar as funções de cuidado com outros membros da família ou entes queridos.
- Procurar apoio profissional para orientar suas atividades de cuidado a fim de que não haja sobrecarga. Os profissionais de saúde podem instruir sobre a movimentação do idoso, para que ele não sofra lesões corporais. Procurar apoio profissional quando tiver dificuldade para lidar com certos comportamentos e reações do idoso que lhe sejam incompreensíveis. Buscar essa ajuda antes de sentir a sobrecarga e um desconforto intenso com a função de cuidar.
- Considerar a possibilidade de contratar um cuidador profissional, dividindo os custos com outros membros da família, e manter-se próximo desse cuidador.

- Ter sempre à mão telefones úteis como os dados neste livro e o telefone dos serviços de saúde que acompanham o idoso.
- Evitar aproveitar os dias de atendimento domiciliar para fazer suas próprias consultas. Procure um serviço de saúde para obter atenção personalizada.

8. Considerações finais

O envelhecimento humano em escala individual e coletiva é um fenômeno em expansão, ao mesmo tempo considerado uma grande conquista e um grande desafio para as famílias, comunidades e sociedades.

Especialmente em países com formação social semelhante à do Brasil, que experimentam um acelerado envelhecimento populacional, este é o tema central de muitas pesquisas e objeto de políticas públicas que buscam favorecer o direito à velhice digna e amparada. Neste texto defendemos a possível gestão desse direito ao buscar desenvolver a noção do **envelhecimento e do cuidado interativo**, que se aplica tanto a serviços de saúde ambulatoriais como ao atendimento em domicílios ou em instituições de longa permanência.

Finalmente, destacamos que alguns dos principais desafios na promoção do cuidado integrativo são: a desestruturação da rede pública e a fragmentação da rede privada, somadas ao fato de que ambas se encontram bastante centradas no atendimento médico às doenças; a fragilidade da rede de apoio formal e de suporte social; a fragilidade da interação e da comunicação em locais onde essas redes eventualmente existem, especialmente em situações em que o idoso não conta com cuidador; a precariedade do cuidado paliativo domiciliar ao idoso sem possibilidade terapêutica e o escasso apoio às famílias desses idosos; insuficiente formação e orientação para a realização das tarefas por parte de quem cuida do idoso; desinformação dos próprios idosos a respeito de sua situação de sujeito de direitos, para o exercício de sua cidadania e a manutenção de sua independência e autonomia, ao interagir com os serviços na realização de seus projetos de vida, para a valorização e o desenvolvimento da capacidade de decisão e ação. Estas reflexões nos parecem fundamentais quando o horizonte é a emancipação de sujeitos (idosos e cuidadores), especialmente em situações que envolvem idosos funcionalmente mais comprometidos e que dependem da atenção de outros para cuidados realizados em domicílios ou instituições. Convidamos o leitor a dialogar com nossas proposições com base em seus conhecimentos e experiências em cuidados de idosos e na gestão do envelhecer.

Glossário

Idoso: a Organização Mundial da Saúde (OMS) classifica cronologicamente como idoso o indivíduo com mais de 65 anos de idade em países ricos em recursos financeiros, e com mais de 60 anos de idade em países menos abastados.

Gerontologia: campo multidisciplinar de estudos que investiga os fenômenos biológicos, psicológicos e sociais relacionados com o envelhecimento humano. A Gerontologia difere da Geriatria na medida em que esta última é o ramo da medicina (especialidade da Clínica Médica) associado ao estudo, prevenção e tratamento das doenças e das incapacidades em indivíduos idosos.

Envelhecimento humano: processo biopsicossocial de transformações, ocorridas no corpo ao longo do curso de vida, suscitando modificação progressiva de eficiência e adaptações de funções orgânicas (dimensão biológica); criação de novo papel social que poderá ser positivo ou negativo, ou ambos, de acordo com os valores sociais e culturais do grupo ao qual o indivíduo pertence (dimensão sociocultural) e pelos aspectos psíquicos e emocionais vistos tanto pela sociedade quanto pelo próprio idoso (dimensão psicológica).

Gestão da velhice: organização, controle e avaliação de políticas públicas, programas, ações e dos serviços públicos e privados que são responsáveis pela atenção aos indivíduos de idade mais avançada. A gestão conta com instrumentos gerenciais que se encontram no sistema de saúde desde os níveis locais de atendimento, garantindo acesso a serviços, recursos necessários e qualificação das respostas às necessidades de saúde de indivíduos e populações.

Envelhecimento interativo: envelhecimento caracterizado pela corresponsabilidade sobre os destinos do envelhecer. Processo que se refere a todas as etapas do curso de vida humano, desde o nascimento até o fim da vida.

Atenção primária à saúde: atenção essencial à saúde embasada em tecnologias e métodos práticos, pautados em saberes cientificamente comprovados e socialmente aceitáveis, tornados universalmente acessíveis a indivíduos, famílias e comunidades. Trata-se de atenção de baixa complexidade material e alta complexidade de saberes do campo da saúde. É parte integral do sistema de saúde do país, do qual é o primeiro acesso de contato dos indivíduos, da família e da comunidade com o Sistema Nacional de Saúde (SUS, no Brasil); conta com serviços de atenção à saúde o mais próximo possível do local onde as pessoas vivem e trabalham. Constitui o primeiro elemento de um processo de atenção continuada à saúde. A atenção primária à saúde tem como *locus* principal de atendimento as unidades básicas ou "postos" de saúde.

Sistema Único de Saúde: o Sistema Único de Saúde (SUS) foi criado pela Constituição Federal de 1988 para que toda a população brasileira tenha acesso ao atendimento público de saúde, a partir da máxima "Saúde, Direitos de Todos e Dever do Estado" e dos princípios de universalidade, integralidade e equidade. Do SUS fazem parte as unidades básicas de saúde, hospitais (inclusive os universitários), laboratórios, hemocentros (bancos de sangue), os serviços de Vigilância Sanitária, Vigilância Epidemiológica, Vigilância Ambiental, além de fundações e institutos de pesquisa, como a Fiocruz – Fundação Oswaldo Cruz, o Instituto Butantã etc.

Programa de Saúde da Família – PSF ou Estratégia Saúde da Família – ESF: programa (ações) elaborado pelo Ministério da Saúde e que se consolidou como estratégia prioritária para a reorganização da Atenção Básica ou Atenção Primária à Saúde no Brasil. O governo federal emitiu a Portaria n.648, de 28 de março de 2006, onde ficou estabelecido que o PSF é a estratégia prioritária do Ministério da Saúde para organizar a Atenção Básica – que tem como um dos seus fundamentos *possibilitar o acesso universal e contínuo a serviços de saúde de qualidade*, ao reafirmar os princípios básicos do SUS: universalidade, equidade, descentralização, integralidade e participação da comunidade – mediante o cadastramento e a vinculação dos usuários às unidades básicas de saúde.

Artrite: inflamação das articulações, em sentido amplo: conjunto de sintomas e sinais resultantes de lesões articulares produzidas por diversos motivos. É comum o termo artrite ser erroneamente utilizado como sinônimo de reumatismo (doença imunologicamente mediada); a artrite é uma reação inflamatória inespecífica e multicausal (várias causas).

Artrose: a osteoartrite ou artrose (artrite degenerativa, doença degenerativa das articulações) é definida como desgaste crônico das articulações caracterizado pela degeneração da cartilagem e do osso adjacente, que pode causar dor articular e rigidez.

Diabetes (*Diabetes Mellitus*): doença metabólica (alteração do metabolismo) caracterizada por aumento anormal da glicose ou "açúcar no sangue". A glicose é a principal fonte de energia do organismo, especialmente para o cérebro, mas quando em excesso, pode trazer várias complicações à saúde.

Incontinência urinária: sintoma definido como a perda involuntária de urina, que pode provocar constrangimento social ao indivíduo.

Declínio cognitivo: cognição é o ato ou processo de conhecer, que envolve atenção, percepção, memória, raciocínio, juízo, imaginação, pensamento e linguagem. A dificuldade ou redução da capacidade em realizar estas ações é chamada de declínio cognitivo ou problemas de cognição. Esses prolemas podem ser leves, moderados ou severos e são passíveis de avaliação mediante aplicação de escalas classificatórias.

Fácies amímica: define a face do indivíduo sem expressão.

Hiperfagia: o termo polifagia (às vezes conhecido como hiperfagia) é um sintoma clínico que significa fome excessiva e ingestão excessiva de alimentos sem devida saciedade (satisfação de quem os ingere).

Recursos

■ Sites, links e livros de interesse

Portal do envelhecimento
>Portal desenvolvido por alunos e professores da PUC-SP que perceberam a importância do envelhecimento e da longevidade
>http://www.portaldoenvelhecimento.net/

Mais de 50
>Questões familiares, saúde, alimentação e sexualidade
>www.maisde50.com.br

Associação Brasileira para Estudo da Obesidade
>Receitas, dicas alimentares e para reeducação alimentar
>www.abeso.org.br

Núcleo de Estudos Interdisciplinares sobre o Envelhecimento
>Informações sobre pesquisas na área do envelhecimento
>www.ufrgs.br/3idade

Organização Panamericana de Saúde
 Documentos, estudos e livros
 www.paho.org
Ministério da Saúde
 Direitos dos idosos, programas e ações voltados aos idosos do país
 Após entrar no site do ministério, clique em "cidadão", em seguida clique em "saúde para você"
 www.saude.gov.br
 Ou entre direto pelo endereço:
 http://portal.saude.gov.br/portal/saude/area.cfm?id_area=1391
Sociedade Brasileira de Geriatria e Gerontologia
 Informações gerais sobre saúde no envelhecimento
 www.sbgg.org.br
Sociedade Brasileira de Urologia
 Informações sobre disfunção erétil, incontinência urinária e próstata
 Procure o tema "público em geral"
 www.sbu.org.br
A última Arca de Noé
 Resumo de direitos dos idosos
 http://www.aultimaarcadenoe.com/index1.htm
Direito do Idoso
 Legislação, telefones úteis
 http://direitodoidoso.braslink.com/
Prefeitura de Belo Horizonte
 Banco de Lei de Idosos
 www.pbh.gov.br/leisdeidosos/
Promotoria de Justiça e Defesa do Idoso e ao Portador de Deficiência
 Informações sobre direitos em várias regiões e capitais do país.
 http://www.ampid.org.br/Promotorias.php

Ageing
: Programa da Organização Mundial de Saúde sobre o envelhecimento da população, em inglês
http://www.who.int/topics/ageing/en/index.html

Senior Law
: Legislação e idosos no Estados Unidos da América, em inglês
www.seniorlaw.com

Age European Older People's Platform
: Promove a comunicação entre idosos da Europa, em inglês e francês
www.age-platform.org

Portal Tercera
: Artigos sobre saúde, cultura, serviços, moradia, viagens em espanhol
http://www.tercera-edad.org/

Social Info
: Serviços e informações para idosos, em italiano
www.socialinfo.it

Boletín Envejecimiento y Desarrollo (especial)
: Dedicado a dois temas que marcaram a agenda regional em matéria de envelhecimento durante o ano de 2009: os direitos das pessoas idosas e o cuidado.
Visitar o site (*http://www.cepal.org/celade/envejecimiento*) ou acessar diretamente o Boletín no endereço: http://www.cepal.org/celade/noticias/documentosdetrabajo/2/38172/Boletin_Envejecimiento_y_Desarrollo_No._7_webpdf.pdf

Centro Latinoamericano y Caribeño de Demografía (CELADE)
División de Población de la CEPAL
Casilla 179 D, Santiago Chile
Tel: (56-2) 210 2030 - Fax: (56-2) 208 0196
E-mail: sandra.huenchuan@cepal.org

■ Livros

NERI, Anita Liberalesso (Org.). *Idosos no Brasil: vivências, desafios e expectativas na terceira idade*. São Paulo: Editora Fundação Perseu Abramo/Edições SESCSP, 2007.

NERI, Anita Liberalesso. *Palavras-chave em gerontologia*. 2.ed. Alínea, 2005.

BUARQUE, Chico. *Leite derramado*. São Paulo: Companhia das Letras, 2009.

Telefones e contatos úteis*

Associação Brasileira de Alzheimer (ABRAz)
    Rua Frei Caneca, 915, cj3 – São Paulo-SP
    Fone: 0800 55 1906
    Atendimento: de segunda a sexta-feira, das 9h às 17h
    www.abraz.org.br
Centro de Referência da Cidadania do Idoso (CRECI)
    Rua Formosa, 215 — Vale do Anhangabaú
    Telefones: (11) 3255-5302 ou (11) 3258-7450
    http://portal.prefeitura.sp.gov.br/secretarias/
    participacao_parceria/conselho_idoso/servicos/0002
Conselho Estadual do Idoso
    Rua Antônio de Godoy, 122 – 11º andar – Santa Ifigênia
    Fone: (11) 3362-0221
    E-mail: cei@conselho.sp.gov.br - Site:
    www.conselhos.sp.gov.br

---

* Telefones e endereços válidos para o município de São Paulo e sujeitos a alteração.

Disque Idoso – Telefone: (11) 3695-5200
Disque Saúde – Telefone: 0800 61 1997
Grande Conselho Municipal do Idoso
    Rua Líbero Badaró, 119, 11º andar
    Telefones: (11) 3113-9635 ou
    (11) 3113-3637
    http://portal.prefeitura.sp.gov.br/secretarias/
    participacao_parceria/coordenadorias/idosos/links/
    0001
Delegacia do Idoso
    Estação República do Metrô, 1º piso
    Telefones: (11) 3237-0666 ou (11) 3256-3540
Grupo de Atuação Especial de Proteção ao Idoso do Ministério Público (GAEPI)
    Rua Riachuelo, 115, 1º andar
    Telefones: (11) 3119-9082 ou 3119-9083
Secretaria de Esportes, Lazer e Recreação
    Rua Pedro de Toledo, 1591
    Telefones: (11) 5588-6400 ou 156 Prefeitura de São Paulo
Secretaria Municipal de Assistência e Desenvolvimento Social – SMADS
    Rua Libero Badaró, 569
    Telefone: (11) 3291-9666
Secretaria Municipal de Transportes
    Rua Boa Vista, 236
    Telefones: (11) 3396-6800 ou
    156 Prefeitura de São Paulo.
SOS Idoso
    Rua Ministro Godoy, 180
    Telefone: (11) 3874-6766

Em caso de dificuldades, consulte a lista telefônica ou internet. Busque informações sobre endereços úteis em sua cidade na Prefeitura Municipal ou na Secretaria de Assistência Social.

Referências bibliográficas

AGÊNCIA NACIONAL DE VIGILÂNCIA SANITÁRIA – ANVISA. Resolução RDC nº 11, de 26 de janeiro de 2006. Brasília DF.

AMENDOLA, F; OLIVEIRA M.A.C; KIMURA M; SPORTELLO E.F. *Caracterização do perfil e da qualidade de vida de cuidadores de pacientes atendidos pelo Programa de Assistência Domiciliária do Hospital Universitário da USP (PAD-HU/USP).* CIAD, São Paulo, 2005.

BENEDETTI, T.R.B. et al. Atividade física e estado de saúde mental de idosos. ver Saúde Pública: 42(2):302-7, 2008.

BRASIL. Presidência da República. Subsecretaria de Direitos Humanos. Plano de ação para o enfrentamento da violência contra a pessoa idosa. Brasília 2005. Disponível em: http://www.mj.gov.br/sedh/ct/cndi/SEDH_Planos_ 2005.pdf

BRASIL. MINISTÉRIO DA SAÚDE. Assistência domiciliar terapêutica – ADT. Disponível em: www.aids.gov.br/assistencia/assist_adt1.htm.

BRASIL. MINISTÉRIO DA SAÚDE. Cadernos de atenção básica n.19. Envelhecimento e saúde da pessoa idosa. Brasília-DF, 2006. Disponível em:
http://dtr2004.saude.gov.br/dab/docs/publicacoes/cadernos_ab/abcad19.pdf

BRASIL. MINISTÉRIO DA SAÚDE. Estatuto do idoso. Série e legislação em saúde. Brasília-DF, 2009. Disponível em:
http://bvsms.saude.gov.br/bvs/publicacoes/estatuto_idoso_2ed.pdf

CAMARANO A. A.; PASINATO M. T. O envelhecimento populacional na agenda das políticas públicas. In: CAMARANO, A. A. (Org). *Os novos idosos brasileiros muito além dos 60?* Rio de Janeiro, IPEA, 2004.

CENTRO DE SAÚDE ESCOLA SAMUEL BARNSLEY PESSOA/FMUSP. *Protocolo de atenção primária domiciliar.* Danilo, São Paulo, 2003.

COHEN, L. Não há velhice na Índia: os usos da gerontologia. In: DEBERT, G. G. (Org.), *Textos didáticos: antropologia e velhice* IFCH/UNICAMP, n. 13, Campinas, 1998.

CREUTZBERG, M et al. A instituição de longa permanência para idosos e o sistema de saúde. *Rev. Latino-Am Enfermagem* 2007, nov.-dez.; 15(6).

DIOGO, M. J. E; DUARTE, Y. A. O. Cuidados em domicílio: conceitos e práticas. In: FREITAS, E. V. de. et al (Orgs). *Tratado de geriatria e gerontologia*, p.762-767, 2002.

DUARTE, Y.A. O.; DIOGO, M.J. d'E. *Atendimento domiciliar: um enfoque gerontológico.* São Paulo, Atheneu, 2000.

DEBERT, G. G. *A reinvenção da velhice.* São Paulo, EDUSP/FAPESP, 1999.

FABRÍCIO, S.C.C; WEHBE, G; NASSUR, F.B; ANDRADE, J.I. Assistência domiciliar: a experiência de um hospital privado do interior paulista. *Rev. Latino–Am. Enfermagem*, 12 (5): 721-726, 2004.

HEYN, P.; ABREU, B.C.; OTTENBACHER, K.J. The Effects of Exercise Training on Elderly Persons with Cognitive Impairment and Dementia: A Meta-Analysis. *Arch Phys Med Rehabil*, v.85, n.10, p.1694-1704, 2004.

KARSCH, U.M.S. *Envelhecimento com dependência: revelando cuidadores*. São Paulo: EDUC, 1998.

LAUTENSCHLAGER, N.T. Is it Possible to Prevent Dementia? *Rev. Bras. Psiquiatr.* v.24, Supl. 1. São Paulo, 2002.

LEBRÃO, M. L.; DUARTE Y.A. O. *O projeto SABE no município de São Paulo: uma abordagem inicial*. Organização Panamericana da Saúde, 2003.

LIMA, A. M. M. Saúde no envelhecimento: o discurso sanitário nos programas de saúde, Dissertação de Mestrado. Faculdade de Medicina da Universidade de São Paulo, São Paulo, 1996.

LIMA, A. M. M. Saúde e envelhecimento: o autocuidado como questão, tese de doutorado, Faculdade de Medicina da Universidade de São Paulo, São Paulo, 2003.

TORNSTAM, L. The Quo Vadis of Gerontology: on the scientific paradigm of gerontology, The Gerontologist, 32, 3, 1992.

MENHY, E. E.; FEUERWERKER, L. M. Atenção domiciliar: medicalização e substitutividade. Universidade Federal do Rio de Janeiro - Micropolítica do Trabalho e o Cuidado em Saúde.

MINAYO, M.C.S. *Violência contra idosos*: o avesso de respeito à experiência e à sabedoria. Secretaria Especial dos Direitos Humanos. Brasília, 2005.

MINAYO, M. C. S.; COIMBRA, Jr. CEA. Entre a liberdade a liberdade e a dependência (introdução). *Antropologia, saúde e envelhecimento*. Rio de Janeiro: Fiocruz. 2002.

PEREIRA, M. A. O; BARBIERI, L.; PAULA, V. P.; FRANCO, M. S. P. *Saúde mental no Programa de Saúde da Família: conceitos dos agentes comunitários sobre o transtorno mental*. Rev. Esc. Enfermagem USP, São Paulo, 2007.

POLLO, S. H. L.; ASSIS, M. Instituições de longa permanência para idosos – ILPI: desafios e alternativas no município do Rio de Janeiro. *Rev. Bras. Geriatr. Gerontol.* v.11 n.1. Rio de Janeiro, 2008.

PREFEITURA DO MUNICÍPIO DE SÃO PAULO. Estratégia para implementação de cuidados domiciliares de saúde na esfera do Sistema Único de Saúde - SUS. São Paulo, 2002.

PREFEITURA MUNICIPAL DE SANTOS. Manual do cuidador do idoso. Setembro, 2004.

REHEM, T. C.; TRAD, L. A. B. Assistência domiciliar em saúde: subsídios para um projeto de atenção básica brasileira. *Ciências e Saúde Coletiva*, 10 (Sup.): 231-242, 2005.

REYS et al. Diagnóstico de demência, depressão e psicose em idosos por avaliação cognitiva breve. *Rev. Assoc. Med. Bras.* 2006; 52(6): 401-4.

RIZZO, D. C.; SCHALL, V. T. Representações sociais de cuidadores principais de pacientes com demência. *Rev. Psiquiatr. Rio Grande do Sul* [*online*]. 2008, v.30, n.1, p.39-48.

SIQUEIRA, G. R. de, et al. Análise da sintomatologia depressiva nos moradores do Abrigo Cristo Redentor através da aplicação da Escala de Depressão Geriátrica (EDG). *Ciênc. saúde coletiva* [online]. 2009, v.14, n.1, p.253-259.

STELLA et al. Depressão no idoso: diagnóstico, tratamento e benefícios da atividade física. Rio Claro, *Motriz*, ago/dez 2002, v.8 n.3, p.91-98.

WANNMACHER, L. Demência: evidências contemporâneas sobre a eficácia dos tratamentos. Disponível em: http://portal/saude.gov.br/portal/arquivos/pdf/novo_demencia.pdf. Acessado em 01 de abril de 2009.

Anexo
(Estatuto do Idoso)

Apresentação

O aumento da longevidade e a redução das taxas de mortalidade, nas últimas décadas do século passado, mudaram o perfil demográfico do Brasil.

Rapidamente, deixamos de ser um "país de jovens" e o envelhecimento tornou-se questão fundamental para as políticas públicas. Os brasileiros com mais de 60 anos representam 8,6% da população. Esta proporção chegará a 14% em 2025 (32 milhões de idosos).

Embora o envelhecimento populacional mude o perfil de adoecimento dos brasileiros, obrigando-nos a dar maior ênfase na prevenção e tratamento de doenças crônicas não transmissíveis, nossa maior atenção precisa se voltar para as políticas que promovam a saúde, que contribuam para a manutenção da autonomia e valorizem as redes de suporte social. Os países europeus, além de terem melhores condições econômicas e sociais, tiveram um envelhecimento populacional muito mais lento do que o nosso e puderam se preparar para assegurar aos idosos melhores condições de vida. Somente em 1994, o Brasil passou a ter uma Política Nacional do Idoso (Lei n.8.842) e apenas cinco anos depois foi editada a Política Nacional de Saúde do Idoso (Portaria MS 1.395/99).

O Estatuto do Idoso, elaborado com intensa participação das entidades de defesa dos interesses das pessoas idosas, aprovado pelo Congresso Nacional e sancionado pelo presidente Lula, ampliou em muito a resposta do Estado e da sociedade às necessidades dessas pessoas. Trata dos mais variados aspectos da sua vida, abrangendo desde direitos fundamentais até o estabelecimento de penas para crimes mais comuns cometidos contra as pessoas idosas. O relevante papel conferido à área da saúde no presente texto legal concretiza a garantia do cuidado e da atenção integral pelo Sistema Único de Saúde (SUS).

O Ministério da Saúde sente-se honrado em apresentar aos profissionais e gestores do SUS o instrumento legal que os auxiliará no cumprimento das competências nele previstas e orientará o conjunto das ações deste Ministério, assim como sua integração nas demais ações do governo federal, concretizando esta importante conquista da cidadania em nosso País.

Humberto Costa
Ministro da Saúde

Lei n.10.741, de 1º de outubro de 2003

Dispõe sobre o Estatuto do Idoso e dá outras providências.

O PRESIDENTE DA REPÚBLICA

Faço saber que o Congresso Nacional decreta e eu sanciono a seguinte Lei:

Título I

DISPOSIÇÕES PRELIMINARES

Art. 1º É instituído o Estatuto do Idoso, destinado a regular os direitos assegurados às pessoas com idade igual ou superior a 60 (sessenta) anos.

Art. 2º O idoso goza de todos os direitos fundamentais inerentes à pessoa humana, sem prejuízo da proteção integral de que trata esta Lei, assegurando-se-lhe, por lei ou por outros 8 meios, todas as oportunidades e facilidades, para preservação de sua saúde física e mental e seu aperfeiçoamento moral, intelectual, espiritual e social, em condições de liberdade e dignidade.

Art. 3º É obrigação da família, da comunidade, da sociedade e do Poder Público assegurar ao idoso, com absoluta prioridade, a efetivação do direito à vida, à saúde, à alimentação, à educação, à cultura, ao esporte, ao lazer, ao trabalho, à cidadania, à liberdade, à dignidade, ao respeito e à convivência familiar e comunitária.

Parágrafo único. A garantia de prioridade compreende:

I - atendimento preferencial imediato e individualizado junto aos órgãos públicos e privados prestadores de serviços à população;

II - preferência na formulação e na execução de políticas sociais públicas específicas;

III - destinação privilegiada de recursos públicos nas áreas relacionadas com a proteção ao idoso;

IV - viabilização de formas alternativas de participação, ocupação e convívio do idoso com as demais gerações;

V - priorização do atendimento do idoso por sua própria família, em detrimento do atendimento asilar, exceto dos que não a possuam ou careçam de condições de manutenção da própria sobrevivência;

VI - capacitação e reciclagem dos recursos humanos nas áreas de geriatria e gerontologia e na prestação de serviços aos idosos;

VII - estabelecimento de mecanismos que favoreçam a divulgação de informações de caráter educativo sobre os aspectos biopsicossociais de envelhecimento;

VIII - garantia de acesso à rede de serviços de saúde e de assistência social locais.

Art. 4º Nenhum idoso será objeto de qualquer tipo de negligência, discriminação, violência, crueldade ou opressão, e todo atentado aos seus direitos, por ação ou omissão, será punido na forma da lei.

§ 1º É dever de todos prevenir a ameaça ou violação aos direitos do idoso.

§ 2º As obrigações previstas nesta Lei não excluem da prevenção outras decorrentes dos princípios por ela adotados.

Art. 5º A inobservância das normas de prevenção importará em responsabilidade à pessoa física ou jurídica nos termos da lei.

Art. 6º Todo cidadão tem o dever de comunicar à autoridade competente qualquer forma de violação a esta Lei que tenha testemunhado ou de que tenha conhecimento.

Art. 7º Os Conselhos Nacional, Estaduais, do Distrito Federal e Municipais do Idoso, previstos na Lei n.8.842, de 4 de janeiro de 1994, zelarão pelo cumprimento dos direitos do idoso, definidos nesta Lei.

Título II
DOS DIREITOS FUNDAMENTAIS
CAPÍTULO I
DO DIREITO À VIDA

Art. 8º O envelhecimento é um direito personalíssimo e a sua proteção um direito social, nos termos desta Lei e da legislação vigente.

Art. 9º É obrigação do Estado, garantir à pessoa idosa a proteção à vida e à saúde, mediante efetivação de políticas sociais públicas que permitam um envelhecimento saudável e em condições de dignidade.

CAPÍTULO II
DO DIREITO À LIBERDADE, AO RESPEITO E À DIGNIDADE

Art. 10. É obrigação do Estado e da sociedade, assegurar à pessoa idosa a liberdade, o respeito e a dignidade, como pessoa humana e sujeito de direitos civis, políticos, individuais e sociais, garantidos na Constituição e nas leis.

§ 1º O direito à liberdade compreende, entre outros, os seguintes aspectos:

I - faculdade de ir, vir e estar nos logradouros públicos e espaços comunitários, ressalvadas as restrições legais;

II - opinião e expressão;

III - crença e culto religioso;

IV - prática de esportes e de diversões;

V - participação na vida familiar e comunitária;

VI - participação na vida política, na forma da lei;

VII - faculdade de buscar refúgio, auxílio e orientação.

§ 2º O direito ao respeito consiste na inviolabilidade da integridade física, psíquica e moral, abrangendo a preservação da imagem, da identidade, da autonomia, de valores, idéias e crenças, dos espaços e dos objetos pessoais.

§ 3º É dever de todos zelar pela dignidade do idoso, colocando-o a salvo de qualquer tratamento desumano, violento, aterrorizante, vexatório ou constrangedor.

CAPÍTULO III

DOS ALIMENTOS

Art. 11. Os alimentos serão prestados ao idoso na forma da lei civil.

Art. 12. A obrigação alimentar é solidária, podendo o idoso optar entre os prestadores.

Art. 13. As transações relativas a alimentos poderão ser celebradas perante o Promotor de Justiça, que as referendará, e passarão a ter efeito de título executivo extrajudicial nos termos da lei processual civil.

Art. 14. Se o idoso ou seus familiares não possuírem condições econômicas de prover o seu sustento, impõe-se ao Poder Público esse provimento, no âmbito da assistência social.

CAPÍTULO IV
DO DIREITO À SAÚDE

Art. 15. É assegurada a atenção integral à saúde do idoso, por intermédio do Sistema Único de Saúde – SUS, garantindo-lhe o acesso universal e igualitário, em conjunto articulado e contínuo das ações e serviços, para a prevenção, promoção, proteção e recuperação da saúde, incluindo a atenção especial às doenças que afetam preferencialmente os idosos.

§ 1º A prevenção e a manutenção da saúde do idoso serão efetivadas por meio de:

I - cadastramento da população idosa em base territorial;

II - atendimento geriátrico e gerontológico em ambulatórios;

III - unidades geriátricas de referência, com pessoal especializado nas áreas de geriatria e gerontologia social;

IV - atendimento domiciliar, incluindo a internação, para a população que dele necessitar e esteja impossibilitada de se locomover, inclusive para idosos abrigados e acolhidos por instituições públicas, filantrópicas ou sem fins lucrativos e eventualmente conveniadas com o Poder Público, nos meios urbano e rural;

V - reabilitação orientada pela geriatria e gerontologia, para redução das seqüelas decorrentes do agravo da saúde.

§ 2º Incumbe ao Poder Público fornecer aos idosos, gratuitamente, medicamentos, especialmente os de uso continuado, assim como próteses, órteses e outros recursos relativos ao tratamento, habilitação ou reabilitação.

§ 3º É vedada a discriminação do idoso nos planos de saúde pela cobrança de valores diferenciados em razão da idade.

§ 4º Os idosos portadores de deficiência ou com limitação incapacitante terão atendimento especializado, nos termos da lei.

Art. 16. Ao idoso internado ou em observação é assegurado o direito a acompanhante, devendo o órgão de saúde proporcionar as condições adequadas para a sua permanência em tempo integral, segundo o critério médico.

Parágrafo único. Caberá ao profissional de saúde responsável pelo tratamento conceder autorização para o acompanhamento do idoso ou, no caso de impossibilidade, justificá-la por escrito.

Art. 17. Ao idoso que esteja no domínio de suas faculdades mentais é assegurado o direito de optar pelo tratamento de saúde que lhe for reputado mais favorável.

Parágrafo único. Não estando o idoso em condições de proceder à opção, esta será feita:

I - pelo curador, quando o idoso for interditado;

II - pelos familiares, quando o idoso não tiver curador ou este não puder ser contactado em tempo hábil;

III - pelo médico, quando ocorrer iminente risco de vida

e não houver tempo hábil para consulta a curador ou familiar;

IV - pelo próprio médico, quando não houver curador ou familiar conhecido, caso em que deverá comunicar o fato ao Ministério Público.

Art. 18. As instituições de saúde devem atender aos critérios mínimos para o atendimento às necessidades do idoso, promovendo o treinamento e a capacitação dos profissionais, assim como orientação a cuidadores familiares e grupos de auto-ajuda.

Art. 19. Os casos de suspeita ou confirmação de maus-tratos contra idoso serão obrigatoriamente comunicados pelos profissionais de saúde a quaisquer dos seguintes órgãos:

I - autoridade policial;

II - Ministério Público;

III - Conselho Municipal do Idoso;

IV - Conselho Estadual do Idoso;

V - Conselho Nacional do Idoso.

CAPÍTULO V

DA EDUCAÇÃO, CULTURA, ESPORTE E LAZER

Art. 20. O idoso tem direito a educação, cultura, esporte, lazer, diversões, espetáculos, produtos e serviços que respeitem sua peculiar condição de idade.

Art. 21. O Poder Público criará oportunidades de acesso do idoso à educação, adequando currículos, metodologias e material didático aos programas educacionais a ele destinados.

§ 1º Os cursos especiais para idosos incluirão conteúdo relativo às técnicas de comunicação, computação e demais avanços tecnológicos, para sua integração à vida moderna.

§ 2º Os idosos participarão das comemorações de caráter cívico ou cultural, para transmissão de conhecimentos e vivências às demais gerações, no sentido da preservação da memória e da identidade culturais.

Art. 22. Nos currículos mínimos dos diversos níveis de ensino formal serão inseridos conteúdos voltados ao processo de envelhecimento, ao respeito e à valorização do idoso, de forma a eliminar o preconceito e a produzir conhecimentos sobre a matéria.

Art. 23. A participação dos idosos em atividades culturais e de lazer será proporcionada mediante descontos de pelo menos 50% (cinquenta por cento) nos ingressos para eventos artísticos, culturais, esportivos e de lazer, bem como o acesso preferencial aos respectivos locais.

Art. 24. Os meios de comunicação manterão espaços ou horários especiais voltados aos idosos, com finalidade informativa, educativa, artística e cultural, e ao público sobre o processo de envelhecimento.

Art. 25. O Poder Público apoiará a criação de universidade aberta para as pessoas idosas e incentivará a publicação de livros e periódicos, de conteúdo e padrão editorial adequados ao idoso, que facilitem a leitura, considerada a natural redução da capacidade visual.

CAPÍTULO VI
DA PROFISSIONALIZAÇÃO E DO TRABALHO

Art. 26. O idoso tem direito ao exercício de atividade profissional, respeitadas suas condições físicas, intelectuais e psíquicas.

Art. 27. Na admissão do idoso em qualquer trabalho ou emprego, é vedada a discriminação e a fixação de limite máximo de idade, inclusive para concursos, ressalvados os casos em que a natureza do cargo o exigir.

Parágrafo único. O primeiro critério de desempate em concurso público será a idade, dando-se preferência ao de idade mais elevada.

Art. 28. O Poder Público criará e estimulará programas de:

I - profissionalização especializada para os idosos, aproveitando seus potenciais e habilidades para atividades regulares e remuneradas;

II - preparação dos trabalhadores para a aposentadoria, com antecedência mínima de 1 (um) ano, por meio de estímulo a novos projetos sociais, conforme seus interesses, e de esclarecimento sobre os direitos sociais e de cidadania;

III - estímulo às empresas privadas para admissão de idosos ao trabalho.

CAPÍTULO VII
DA PREVIDÊNCIA SOCIAL

Art. 29. Os benefícios de aposentadoria e pensão do Regime Geral da Previdência Social observarão, na sua concessão, critérios de cálculo que preservem o valor real dos salários sobre os quais incidiram contribuição, nos termos da legislação vigente.

Parágrafo único. Os valores dos benefícios em manutenção serão reajustados na mesma data de reajuste do salário-mínimo, pro rata , de acordo com suas respectivas datas de início ou do seu último reajustamento, com base em percentual definido em regulamento, observados os critérios estabelecidos pela Lei n.8.213, de 24 de julho de 1991.

Art. 30. A perda da condição de segurado não será considerada para a concessão da aposentadoria por idade, desde que a pessoa conte com, no mínimo, o tempo de contribuição correspondente ao exigido para efeito de carência na data de requerimento do benefício.

Parágrafo único. O cálculo do valor do benefício previsto no caput observará o disposto no caput e § 2º do art. 3.º da Lei n.9.876, de 26 de novembro de 1999, ou, não havendo salários- de-contribuição recolhidos a partir da competência de julho de 1994, o disposto no art. 35 da Lei n.8.213, de 1991.

Art. 31. O pagamento de parcelas relativas a benefícios, efetuado com atraso por responsabilidade da Previdência Social, será atualizado pelo mesmo índice utilizado para os reajustamentos dos benefícios do Regime Geral de Previdência Social, verificado no período compreendido entre o mês que deveria ter sido pago e o mês do efetivo pagamento.

Art. 32. O Dia Mundial do Trabalho, 1º de Maio, é a data-base dos aposentados e pensionistas.

CAPÍTULO VIII

DA ASSISTÊNCIA SOCIAL

Art. 33. A assistência social aos idosos será prestada, de forma articulada, conforme os princípios e diretrizes previstos na Lei Orgânica da Assistência Social, na Política Nacional do Idoso, no Sistema Único de Saúde e demais normas pertinentes.

Art. 34. Aos idosos, a partir de 65 (sessenta e cinco) anos, que não possuam meios para prover sua subsistência, nem de tê-la provida por sua família, é assegurado o benefício mensal de 1 (um) salário-mínimo, nos termos da Lei Orgânica da Assistência Social - Loas.

Parágrafo único. O benefício já concedido a qualquer membro da família nos termos do caput não será computado para os fins do cálculo da renda familiar per capita a que se refere a Loas.

Art. 35. Todas as entidades de longa permanência, ou casa-lar, são obrigadas a firmar contrato de prestação de serviços com a pessoa idosa abrigada.

§ 1º No caso de entidades filantrópicas, ou casa-lar, é facultada a cobrança de participação do idoso no custeio da entidade.

§ 2º O Conselho Municipal do Idoso ou o Conselho Municipal da Assistência Social estabelecerá a forma de participação prevista no § 1º, que não poderá exceder a 70% (setenta por cento) de qualquer benefício previdenciário ou de assistência social percebido pelo idoso.

§ 3º Se a pessoa idosa for incapaz, caberá a seu representante legal firmar o contrato a que se refere o caput deste artigo.

Art. 36. O acolhimento de idosos em situação de risco social, por adulto ou núcleo familiar, caracteriza a dependência econômica, para os efeitos legais.

CAPÍTULO IX
DA HABITAÇÃO

Art. 37. O idoso tem direito a moradia digna, no seio da família natural ou substituta, ou desacompanhado de seus familiares, quando assim o desejar, ou, ainda, em instituiçãom pública ou privada.

§ 1º A assistência integral na modalidade de entidade de longa permanência será prestada quando verificada inexistência de grupo familiar, casa-lar, abandono ou carência de recursos financeiros próprios ou da família.

§ 2º Toda instituição dedicada ao atendimento ao idoso fica obrigada a manter identificação externa visível, sob pena de interdição, além de atender toda a legislação pertinente.

§ 3º As instituições que abrigarem idosos são obrigadas a manter padrões de habitação compatíveis com as necessidades deles, bem como provê-los com alimentação regular e higiene indispensáveis às normas sanitárias e com estas condizentes, sob as penas da lei.

Art. 38. Nos programas habitacionais, públicos ou subsidiados com recursos públicos, o idoso goza de prioridade na aquisição de imóvel para moradia própria, observado o seguinte:

I - reserva de 3% (três por cento) das unidades residenciais para atendimento aos idosos;

II - implantação de equipamentos urbanos comunitários voltados ao idoso;

III - eliminação de barreiras arquitetônicas e urbanísticas, para garantia de acessibilidade ao idoso;

IV - critérios de financiamento compatíveis com os rendimentos de aposentadoria e pensão.

CAPÍTULO X

DO TRANSPORTE

Art. 39. Aos maiores de 65 (sessenta e cinco) anos fica assegurada a gratuidade dos transportes coletivos públicos urbanos e semi-urbanos, exceto nos serviços seletivos e especiais, quando prestados paralelamente aos serviços regulares.

§ 1º Para ter acesso à gratuidade, basta que o idoso apresente qualquer documento pessoal que faça prova de sua idade.

§ 2º Nos veículos de transporte coletivo de que trata este artigo, serão reservados 10% (dez por cento) dos assentos para os idosos, devidamente identificados com a placa de reservado preferencialmente para idosos.

§ 3º No caso das pessoas compreendidas na faixa etária entre 60 (sessenta) e 65 (sessenta e cinco) anos, ficará a critério da legislação local dispor sobre as condições para exercício da gratuidade nos meios de transporte previstos no caput deste artigo.

Art. 40. No sistema de transporte coletivo interestadual observar-se-á, nos termos da legislação específica:

I - a reserva de 2 (duas) vagas gratuitas por veículo para idosos com renda igual ou inferior a 2 (dois) salários-mínimos;

II - desconto de 50% (cinquenta por cento), no mínimo, no valor das passagens, para os idosos que excederem as vagas gratuitas, com renda igual ou inferior a 2 (dois) salários-mínimos.

Parágrafo único. Caberá aos órgãos competentes definir os mecanismos e os critérios para o exercício dos direitos previstos nos incisos I e II.

Art. 41. É assegurada a reserva, para os idosos, nos termos da lei local, de 5% (cinco por cento) das vagas nos estacionamentos públicos e privados, as quais deverão ser posicionadas de forma a garantir a melhor comodidade ao idoso.

Art. 42. É assegurada a prioridade do idoso no embarque no sistema de transporte coletivo.

Título III
DAS MEDIDAS DE PROTEÇÃO

CAPÍTULO I
DAS DISPOSIÇÕES GERAIS

Art. 43. As medidas de proteção ao idoso são aplicáveis sempre que os direitos reconhecidos nesta Lei forem ameaçados ou violados:

I - por ação ou omissão da sociedade ou do Estado;

II - por falta, omissão ou abuso da família, curador ou entidade de atendimento;

III - em razão de sua condição pessoal.

CAPÍTULO II
DAS MEDIDAS ESPECÍFICAS DE PROTEÇÃO

Art. 44. As medidas de proteção ao idoso previstas nesta Lei poderão ser aplicadas, isolada ou cumulativamente, e levarão em conta os fins sociais a que se destinam e o fortalecimento dos vínculos familiares e comunitários.

Art. 45. Verificada qualquer das hipóteses previstas no art. 43, o Ministério Público ou o Poder Judiciário, a requerimento daquele, poderá determinar, dentre outras, as seguintes medidas:

I - encaminhamento à família ou curador, mediante termo de responsabilidade;

II - orientação, apoio e acompanhamento temporários;

III - requisição para tratamento de sua saúde, em regime ambulatorial, hospitalar ou domiciliar;

IV - inclusão em programa oficial ou comunitário de auxílio, orientação e tratamento a usuários dependentes de drogas lícitas ou ilícitas, ao próprio idoso ou à pessoa de sua convivência que lhe cause perturbação;

V - abrigo em entidade;

VI - abrigo temporário.

Título IV
DA POLÍTICA DE ATENDIMENTO AO IDOSO

CAPÍTULO I
DISPOSIÇÕES GERAIS

Art. 46. A política de atendimento ao idoso far-se-á por meio do conjunto articulado de ações governamentais e não-governamentais da União, dos Estados, do Distrito Federal e dos Municípios.

Art. 47. São linhas de ação da política de atendimento:

I - políticas sociais básicas, previstas na Lei n.8.842, de 4 de janeiro de 1994;

II - políticas e programas de assistência social, em caráter supletivo, para aqueles que necessitarem;

III - serviços especiais de prevenção e atendimento às vítimas de negligência, maus-tratos, exploração, abuso, crueldade e opressão;

IV - serviço de identificação e localização de parentes ou responsáveis por idosos abandonados em hospitais e instituições de longa permanência;

V - proteção jurídico-social por entidades de defesa dos direitos dos idosos;

VI - mobilização da opinião pública no sentido da participação dos diversos segmentos da sociedade no atendimento do idoso.

CAPÍTULO II

DAS ENTIDADES DE ATENDIMENTO AO IDOSO

Art. 48. As entidades de atendimento são responsáveis pela manutenção das próprias unidades, observadas as normas de planejamento e execução emanadas do órgão competente da Política Nacional do Idoso, conforme a Lei n.8.842, de 1994.

Parágrafo único. As entidades governamentais e não-governamentais de assistência ao idoso ficam sujeitas à inscrição de seus programas, junto ao órgão competente da Vigilância Sanitária e Conselho Municipal da Pessoa Idosa, e em sua falta, junto ao Conselho Estadual ou Nacional da Pessoa Idosa, especificando os regimes de atendimento, observados os seguintes requisitos:

I - oferecer instalações físicas em condições adequadas de habitabilidade, higiene, salubridade e segurança;

II - apresentar objetivos estatutários e plano de trabalho compatíveis com os princípios desta Lei;

III - estar regularmente constituída;

IV - demonstrar a idoneidade de seus dirigentes.

Art. 49. As entidades que desenvolvam programas de institucionalização de longa permanência adotarão os seguintes princípios:

I - preservação dos vínculos familiares;

II - atendimento personalizado e em pequenos grupos;

III - manutenção do idoso na mesma instituição, salvo em caso de força maior;

IV - participação do idoso nas atividades comunitárias, de caráter interno e externo;

V - observância dos direitos e garantias dos idosos;

VI - preservação da identidade do idoso e oferecimento de ambiente de respeito e dignidade.

Parágrafo único. O dirigente de instituição prestadora de atendimento ao idoso responderá civil e criminalmente pelos atos que praticar em detrimento do idoso, sem prejuízo das sanções administrativas.

Art. 50. Constituem obrigações das entidades de atendimento:

I - celebrar contrato escrito de prestação de serviço com o idoso, especificando o tipo de atendimento, as obrigações da entidade e prestações decorrentes do contrato, com os respectivos preços, se for o caso;

II - observar os direitos e as garantias de que são titulares os idosos;

III - fornecer vestuário adequado, se for pública, e alimentação suficiente;

IV - oferecer instalações físicas em condições adequadas de habitabilidade;

V - oferecer atendimento personalizado;

VI - diligenciar no sentido da preservação dos vínculos familiares;

VII - oferecer acomodações apropriadas para recebimento de visitas;

VIII - proporcionar cuidados à saúde, conforme a necessidade do idoso;

IX - promover atividades educacionais, esportivas, culturais e de lazer;

X - propiciar assistência religiosa àqueles que desejarem, de acordo com suas crenças;

XI - proceder a estudo social e pessoal de cada caso;

XII - comunicar à autoridade competente de saúde toda ocorrência de idoso portador de doenças infecto-contagiosas;

XIII - providenciar ou solicitar que o Ministério Público requisite os documentos necessários ao exercício da cidadania àqueles que não os tiverem, na forma da lei;

XIV - fornecer comprovante de depósito dos bens móveis que receberem dos idosos;

XV - manter arquivo de anotações onde constem data e circunstâncias do atendimento, nome do idoso, responsável, parentes, endereços, cidade, relação de seus pertences, bem como o valor de contribuições, e suas alterações, se houver, e demais dados que possibilitem sua identificação e a individualização do atendimento;

XVI - comunicar ao Ministério Público, para as providências cabíveis, a situação de abandono moral ou material por parte dos familiares;

XVII - manter no quadro de pessoal profissionais com formação específica.

Art. 51. As instituições filantrópicas ou sem fins lucrativos prestadoras de serviço ao idoso terão direito à assistência judiciária gratuita.

CAPÍTULO III
DA FISCALIZAÇÃO DAS ENTIDADES DE ATENDIMENTO

Art. 52. As entidades governamentais e não-governamentais de atendimento ao idoso serão fiscalizadas pelos Conselhos do Idoso, Ministério Público, Vigilância Sanitária e outros previstos em lei.

Art. 53. O art. 7º da Lei n.8.842, de 1994, passa a vigorar com a seguinte redação:

"Art. 7º Compete aos Conselhos de que trata o art. 6º desta Lei a supervisão, o acompanhamento, a fiscalização e a avaliação da política nacional do idoso, no âmbito das respectivas instâncias político-administrativas." (NR).

Art. 54. Será dada publicidade das prestações de contas dos recursos públicos e privados recebidos pelas entidades de atendimento.

Art. 55. As entidades de atendimento que descumprirem as determinações desta Lei ficarão sujeitas, sem prejuízo da responsabilidade civil e criminal de seus dirigentes ou prepostos, às seguintes penalidades, observado o devido processo legal:

I - as entidades governamentais:

a) advertência;

b) afastamento provisório de seus dirigentes;

c) afastamento definitivo de seus dirigentes;

d) fechamento de unidade ou interdição de programa;

II - as entidades não-governamentais:

a) advertência;

b) multa;

c) suspensão parcial ou total do repasse de verbas públicas;

d) interdição de unidade ou suspensão de programa;

e) proibição de atendimento a idosos a bem do interesse público.

§ 1º Havendo danos aos idosos abrigados ou qualquer tipo de fraude em relação ao programa, caberá o afastamento provisório dos dirigentes ou a interdição da unidade e a suspensão do programa.

§ 2º A suspensão parcial ou total do repasse de verbas públicas ocorrerá quando verificada a má aplicação ou desvio de finalidade dos recursos.

§ 3º Na ocorrência de infração por entidade de atendimento, que coloque em risco os direitos assegurados nesta Lei, será o fato comunicado ao Ministério Público, para as providências cabíveis, inclusive para promover a suspensão das atividades ou dissolução da entidade, com a proibição de atendimento a idosos a bem do interesse público, sem prejuízo das providências a serem tomadas pela Vigilância Sanitária.

§ 4º Na aplicação das penalidades, serão consideradas a natureza e a gravidade da infração cometida, os danos que dela provierem para o idoso, as circunstâncias agravantes ou atenuantes e os antecedentes da entidade.

CAPÍTULO IV
DAS INFRAÇÕES ADMINISTRATIVAS

Art. 56. Deixar a entidade de atendimento de cumprir as determinações do art. 50 desta Lei:

Pena - multa de R$ 500,00 (quinhentos reais) a R$ 3.000,00 (três mil reais), se o fato não for caracterizado como crime, podendo haver a interdição do estabelecimento até que sejam cumpridas as exigências legais.

Parágrafo único. No caso de interdição do estabelecimento de longa permanência, os idosos abrigados serão transferidos para outra instituição, a expensas do estabelecimento interditado, enquanto durar a interdição.

Art. 57. Deixar o profissional de saúde ou o responsável por estabelecimento de saúde ou instituição de longa permanência de comunicar à autoridade competente os casos de crimes contra idoso de que tiver conhecimento: Pena - multa de R$ 500,00 (quinhentos reais) a R$ 3.000,00 (três mil reais), aplicada em dobro no caso de reincidência.

Art. 58. Deixar de cumprir as determinações desta Lei sobre a prioridade no atendimento ao idoso:

Pena - multa de R$ 500,00 (quinhentos reais) a R$ 1.000,00 (um mil reais) e multa civil a ser estipulada pelo juiz, conforme o dano sofrido pelo idoso.

CAPÍTULO V

DA APURAÇÃO ADMINISTRATIVA DE INFRAÇÃO ÀS NORMAS DE PROTEÇÃO AO IDOSO

Art. 59. Os valores monetários expressos no Capítulo IV serão atualizados anualmente, na forma da lei.

Art. 60. O procedimento para a imposição de penalidade administrativa por infração às normas de proteção ao idoso terá início com requisição do Ministério Público ou auto de infração elaborado por servidor efetivo e assinado, se possível, por duas testemunhas.

§ 1º No procedimento iniciado com o auto de infração poderão ser usadas fórmulas impressas, especificando-se a natureza e as circunstâncias da infração.

§ 2º Sempre que possível, à verificação da infração seguir-se-á a lavratura do auto, ou este será lavrado dentro de 24 (vinte e quatro) horas, por motivo justificado.

Art. 61. O autuado terá prazo de 10 (dez) dias para a apresentação da defesa, contado da data da intimação, que será feita:

I - pelo autuante, no instrumento de autuação, quando for lavrado na presença do infrator;

II - por via postal, com aviso de recebimento.

Art. 62. Havendo risco para a vida ou à saúde do idoso, a autoridade competente aplicará à entidade de atendimento as sanções regulamentares, sem prejuízo da iniciativa e das providências que vierem a ser adotadas pelo Ministério Público ou pelas demais instituições legitimadas para a fiscalização.

Art. 63. Nos casos em que não houver risco para a vida ou a saúde da pessoa idosa abrigada, a autoridade competente aplicará à entidade de atendimento as sanções regulamentares, sem prejuízo da iniciativa e das providências que vierem a ser adotadas pelo Ministério Público ou pelas demais instituições legitimadas para a fiscalização.

CAPÍTULO VI

DA APURAÇÃO JUDICIAL DE IRREGULARIDADES EM ENTIDADE DE ATENDIMENTO

Art. 64. Aplicam-se, subsidiariamente, ao procedimento administrativo de que trata este Capítulo as disposições das Leis ns. 6.437, de 20 de agosto de 1977, e 9.784, de 29 de janeiro de 1999.

Art. 65. O procedimento de apuração de irregularidade em entidade governamental e não-governamental de atendimento ao idoso terá início mediante petição fundamentada de pessoa interessada ou iniciativa do Ministério Público.

Art. 66. Havendo motivo grave, poderá a autoridade judiciária, ouvido o Ministério Público, decretar liminarmente o afastamento provisório do dirigente da entidade ou outras medidas que julgar adequadas, para evitar lesão aos direitos do idoso, mediante decisão fundamentada.

Art. 67. O dirigente da entidade será citado para, no prazo de 10 (dez) dias, oferecer resposta escrita, podendo juntar documentos e indicar as provas a produzir.

Art. 68. Apresentada a defesa, o juiz procederá na conformidade do art. 69 ou, se necessário, designará audiência de instrução e julgamento, deliberando sobre a necessidade de produção de outras provas.

§ 1º Salvo manifestação em audiência, as partes e o Ministério Público terão 5 (cinco) dias para oferecer alegações finais, decidindo a autoridade judiciária em igual prazo.

§ 2º Em se tratando de afastamento provisório ou definitivo de dirigente de entidade governamental, a autoridade judiciária oficiará a autoridade administrativa imediatamente superior ao afastado, fixando-lhe prazo de 24 (vinte e quatro) horas para proceder à substituição.

§ 3º Antes de aplicar qualquer das medidas, a autoridade judiciária poderá fixar prazo para a remoção das irregularidades verificadas. Satisfeitas as exigências, o processo será extinto, sem julgamento do mérito.

§ 4º A multa e a advertência serão impostas ao dirigente da entidade ou ao responsável pelo programa de atendimento.

Título V

DO ACESSO À JUSTIÇA

CAPÍTULO I
DISPOSIÇÕES GERAIS

Art. 69. Aplica-se, subsidiariamente, às disposições deste Capítulo, o procedimento sumário previsto no Código de Processo Civil, naquilo que não contrarie os prazos previstos nesta Lei.

Art. 70. O Poder Público poderá criar varas especializadas e exclusivas do idoso.

Art. 71. É assegurada prioridade na tramitação dos processos e procedimentos e na execução dos atos e diligências judiciais em que figure como parte ou interveniente pessoa com idade igual ou superior a 60 (sessenta) anos, em qualquer instância.

§ 1º O interessado na obtenção da prioridade a que alude este artigo, fazendo prova de sua idade, requererá o benefício à autoridade judiciária competente para decidir o feito, que determinará as providências a serem cumpridas, anotando-se essa circunstância em local visível nos autos do processo.

§ 2º A prioridade não cessará com a morte do beneficiado, estendendo-se em favor do cônjuge supérstite, companheiro ou companheira, com união estável, maior de 60 (sessenta) anos.

§ 3º A prioridade se estende aos processos e procedimentos na Administração Pública, empresas prestadoras de serviços públicos e instituições financeiras, ao atendimento preferencial junto à Defensoria Pública da União, dos Estados e do Distrito Federal em relação aos Serviços de Assistência Judiciária.

§ 4º Para o atendimento prioritário será garantido ao idoso o fácil acesso aos assentos e caixas, identificados com a destinação a idosos em local visível e caracteres legíveis.

CAPÍTULO II
DO MINISTÉRIO PÚBLICO

Art. 72. (VETADO)

Art. 73. As funções do Ministério Público, previstas nesta Lei, serão exercidas nos termos da respectiva Lei Orgânica.

Art. 74. Compete ao Ministério Público:

I - instaurar o inquérito civil e a ação civil pública para a proteção dos direitos e interesses difusos ou coletivos, individuais indisponíveis e individuais homogêneos do idoso;

II - promover e acompanhar as ações de alimentos, de interdição total ou parcial, de designação de curador especial, em circunstâncias que justifiquem a medida e oficiar em todos os feitos em que se discutam os direitos de idosos em condições de risco;

III - atuar como substituto processual do idoso em situação de risco, conforme o disposto no art. 43 desta Lei;

IV - promover a revogação de instrumento procuratório do idoso, nas hipóteses previstas no art. 43 desta Lei, quando necessário ou o interesse público justificar;

V - instaurar procedimento administrativo e, para instruí-lo:

a) expedir notificações, colher depoimentos ou esclarecimentos e, em caso de não comparecimento injustificado da pessoa notificada, requisitar condução coercitiva, inclusive pela Polícia Civil ou Militar;

b) requisitar informações, exames, perícias e documentos de autoridades municipais, estaduais e federais, da administração direta e indireta, bem como promover inspeções e diligências investigatórias;

c) requisitar informações e documentos particulares de instituições privadas;

VI - instaurar sindicâncias, requisitar diligências investigatórias e a instauração de inquérito policial, para a apuração de ilícitos ou infrações às normas de proteção ao idoso;

VII - zelar pelo efetivo respeito aos direitos e garantias legais assegurados ao idoso, promovendo as medidas judiciais e extrajudiciais cabíveis;

VIII - inspecionar as entidades públicas e particulares de atendimento e os programas de que trata esta Lei, adotando de pronto as medidas administrativas ou judiciais necessárias à remoção de irregularidades porventura verificadas;

IX - requisitar força policial, bem como a colaboração dos serviços de saúde, educacionais e de assistência social, públicos, para o desempenho de suas atribuições;

X - referendar transações envolvendo interesses e direitos dos idosos previstos nesta Lei.

§ 1º A legitimação do Ministério Público para as ações cíveis previstas neste artigo não impede a de terceiros, nas mesmas hipóteses, segundo dispuser a lei.

§ 2º As atribuições constantes deste artigo não excluem outras, desde que compatíveis com a finalidade e atribuições do Ministério Público.

§ 3º O representante do Ministério Público, no exercício de suas funções, terá livre acesso a toda entidade de atendimento ao idoso.

Art. 75. Nos processos e procedimentos em que não for parte, atuará obrigatoriamente o Ministério Público na defesa dos direitos e interesses de que cuida esta Lei, hipóteses em que terá vista dos autos depois das partes, podendo juntar documentos, requerer diligências e produção de outras provas, usando os recursos cabíveis.

Art. 76. A intimação do Ministério Público, em qualquer caso, será feita pessoalmente.

Art. 77. A falta de intervenção do Ministério Público acarreta a nulidade do feito, que será declarada de ofício pelo juiz ou a requerimento de qualquer interessado.

CAPÍTULO III

DA PROTEÇÃO JUDICIAL DOS INTERESSES DIFUSOS, COLETIVOS E INDIVIDUAIS INDISPONÍVEIS OU HOMOGÊNEOS

Art. 78. As manifestações processuais do representante do Ministério Público deverão ser fundamentadas.

Art. 79. Regem-se pelas disposições desta Lei as ações de responsabilidade por ofensa aos direitos assegurados ao idoso, referentes à omissão ou ao oferecimento insatisfatório de:

I - acesso às ações e serviços de saúde;

II - atendimento especializado ao idoso portador de deficiência ou com limitação incapacitante;

III - atendimento especializado ao idoso portador de doença infecto-contagiosa;

IV - serviço de assistência social visando ao amparo do idoso.

Parágrafo único. As hipóteses previstas neste artigo não excluem da proteção judicial outros interesses difusos, coletivos, individuais indisponíveis ou homogêneos, próprios do idoso, protegidos em lei.

Art. 80. As ações previstas neste Capítulo serão propostas no foro do domicílio do idoso, cujo juízo terá competência absoluta para processar a causa, ressalvadas as competências da Justiça Federal e a competência originária dos Tribunais Superiores.

Art. 81. Para as ações cíveis fundadas em interesses difusos, coletivos, individuais indisponíveis ou homogêneos, consideram-se legitimados, concorrentemente:

I - o Ministério Público;

II - a União, os Estados, o Distrito Federal e os Municípios;

III - a Ordem dos Advogados do Brasil;

IV - as associações legalmente constituídas há pelo menos 1 (um) ano e que incluam entre os fins institucionais a defesa dos interesses e direitos da pessoa idosa, dispensada a autorização da assembléia, se houver prévia autorização estatutária.

§1º Admitir-se-á litisconsórcio facultativo entre os Ministérios Públicos da União e dos Estados na defesa dos interesses e direitos de que cuida esta Lei.

§2º Em caso de desistência ou abandono da ação por associação legitimada, o Ministério Público ou outro legitimado deverá assumir a titularidade ativa.

Art. 82. Para defesa dos interesses e direitos protegidos por esta Lei, são admissíveis todas as espécies de ação pertinentes.

Parágrafo único. Contra atos ilegais ou abusivos de autoridade pública ou agente de pessoa jurídica no exercício de atribuições de Poder Público, que lesem direito líquido e certo previsto nesta Lei, caberá ação mandamental, que se regerá pelas normas da lei do mandado de segurança.

Art. 83. Na ação que tenha por objeto o cumprimento de obrigação de fazer ou não-fazer, o juiz concederá a tutela específica da obrigação ou determinará providências que assegurem o resultado prático equivalente ao adimplemento.

§1º Sendo relevante o fundamento da demanda e havendo justificado receio de ineficácia do provimento final, é lícito ao juiz conceder a tutela liminarmente ou após justificação prévia, na forma do art. 273 do Código de Processo Civil.

§ 2º O juiz poderá, na hipótese do § 1º ou na sentença, impor multa diária ao réu, independentemente do pedido do autor, se for suficiente ou compatível com a obrigação, fixando prazo razoável para o cumprimento do preceito.

§ 3º A multa só será exigível do réu após o trânsito em julgado da sentença favorável ao autor, mas será devida desde o dia em que se houver configurado.

Art. 84. Os valores das multas previstas nesta Lei reverterão ao Fundo do Idoso, onde houver, ou na falta deste, ao Fundo Municipal de Assistência Social, ficando vinculados ao atendimento ao idoso.

Parágrafo único. As multas não recolhidas até 30 (trinta) dias após o trânsito em julgado da decisão serão exigidas por meio de execução promovida pelo Ministério Público, nos mesmos autos, facultada igual iniciativa aos demais legitimados em caso de inércia daquele.

Art. 85. O juiz poderá conferir efeito suspensivo aos recursos, para evitar dano irreparável à parte.

Art. 86. Transitada em julgado a sentença que impuser condenação ao Poder Público, o juiz determinará a remessa de peças à autoridade competente, para apuração da responsabilidade civil e administrativa do agente a que se atribua a ação ou omissão.

Art. 87. Decorridos 60 (sessenta) dias do trânsito em julgado da sentença condenatória favorável ao idoso sem que o autor lhe promova a execução, deverá fazê-lo o Ministério Público, facultada, igual iniciativa aos demais legitimados, como assistentes ou assumindo o pólo ativo, em caso de inércia desse órgão.

Art. 88. Nas ações de que trata este Capítulo, não haverá adiantamento de custas, emolumentos, honorários periciais e quaisquer outras despesas.

Parágrafo único. Não se imporá sucumbência ao Ministério Público.

Art. 89. Qualquer pessoa poderá, e o servidor deverá, provocar a iniciativa do Ministério Público, prestando-lhe informações sobre os fatos que constituam objeto de ação civil e indicando-lhe os elementos de convicção.

Art. 90. Os agentes públicos em geral, os juízes e tribunais, no exercício de suas funções, quando tiverem conhecimento de fatos que possam configurar crime de ação pública contra idoso ou ensejar a propositura de ação para sua defesa, devem encaminhar as peças pertinentes ao Ministério Público, para as providências cabíveis.

Art. 91. Para instruir a petição inicial, o interessado poderá requerer às autoridades competentes as certidões e informações que julgar necessárias, que serão fornecidas no prazo de 10 (dez) dias.

Art. 92. O Ministério Público poderá instaurar sob sua presidência, inquérito civil, ou requisitar, de qualquer pessoa, organismo público ou particular, certidões, informações, exames ou perícias, no prazo que assinalar, o qual não poderá ser inferior a 10 (dez) dias.

§ 1º Se o órgão do Ministério Público, esgotadas todas as diligências, se convencer da inexistência de fundamento para a propositura da ação civil ou de peças informativas, determinará o seu arquivamento, fazendo-o fundamentadamente.

§ 2º Os autos do inquérito civil ou as peças de informação arquivados serão remetidos, sob pena de se incorrer em falta grave, no prazo de 3 (três) dias, ao Conselho Superior do Ministério Público ou à Câmara de Coordenação e Revisão do Ministério Público.

§ 3º Até que seja homologado ou rejeitado o arquivamento, pelo Conselho Superior do Ministério Público ou por Câmara de Coordenação e Revisão do Ministério Público, as associações legitimadas poderão apresentar razões escritas ou documentos, que serão juntados ou anexados às peças de informação.

§ 4º Deixando o Conselho Superior ou a Câmara de Coordenação e Revisão do Ministério

Público de homologar a promoção de arquivamento, será designado outro membro do Ministério Público para o ajuizamento da ação.

Título VI

DOS CRIMES

CAPÍTULO I

DISPOSIÇÕES GERAIS

Art. 93. Aplicam-se subsidiariamente, no que couber, as disposições da Lei n.7.347, de 24 de julho de 1985.

Art. 94. Aos crimes previstos nesta Lei, cuja pena máxima privativa de liberdade não ultrapasse 4 (quatro) anos, aplica-se o procedimento previsto na Lei n.9.099, de 26 de setembro de 1995, e, subsidiariamente, no que couber, as disposições do Código Penal e do Código de Processo Penal.

CAPÍTULO II

DOS CRIMES EM ESPÉCIE

Art. 95. Os crimes definidos nesta Lei são de ação penal pública incondicionada, não se lhes aplicando os arts. 181 e 182 do Código Penal.

Art. 96. Discriminar pessoa idosa, impedindo ou dificultando seu acesso a operações bancárias, aos meios de transporte, ao direito de contratar ou por qualquer outro meio ou instrumento necessário ao exercício da cidadania, por motivo de idade:

Pena - reclusão de 6 (seis) meses a 1 (um) ano e multa.

§ 1º Na mesma pena incorre quem desdenhar, humilhar, menosprezar ou discriminar pessoa idosa, por qualquer motivo.

§ 2º A pena será aumentada de 1/3 (um terço) se a vítima se encontrar sob os cuidados ou responsabilidade do agente.

Art. 97. Deixar de prestar assistência ao idoso, quando possível fazê-lo sem risco pessoal, em situação de iminente perigo, ou recusar, retardar ou dificultar sua assistência à saúde, sem justa causa, ou não pedir, nesses casos, o socorro de autoridade pública:

Pena - detenção de 6 (seis) meses a 1 (um) ano e multa.

Parágrafo único. A pena é aumentada de metade, se da omissão resulta lesão corporal de natureza grave, e triplicada, se resulta a morte.

Art. 98. Abandonar o idoso em hospitais, casas de saúde, entidades de longa permanência, ou congêneres, ou não prover suas necessidades básicas, quando obrigado por lei ou mandado:

Pena - detenção de 6 (seis) meses a 3 (três) anos e multa.

Art. 99. Expor a perigo a integridade e a saúde, física ou psíquica, do idoso, submetendo-o a condições desumanas ou degradantes ou privando-o de alimentos e cuidados indispensáveis, quando obrigado a fazê-lo, ou sujeitando-o a trabalho excessivo ou inadequado:

Pena - detenção de 2 (dois) meses a 1 (um) ano e multa.

§ 1º Se do fato resulta lesão corporal de natureza grave:

Pena - reclusão de 1 (um) a 4 (quatro) anos.

§ 2º Se resulta a morte:

Pena - reclusão de 4 (quatro) a 12 (doze) anos.

Art. 100. Constitui crime punível com reclusão de 6 (seis) meses a 1 (um) ano e multa:

I - obstar o acesso de alguém a qualquer cargo público por motivo de idade;

II - negar a alguém, por motivo de idade, emprego ou trabalho;

III - recusar, retardar ou dificultar atendimento ou deixar de prestar assistência à saúde, sem justa causa, a pessoa idosa;

IV - deixar de cumprir, retardar ou frustrar, sem justo motivo, a execução de ordem judicial expedida na ação civil a que alude esta Lei;

V - recusar, retardar ou omitir dados técnicos indispensáveis à propositura da ação civil objeto desta Lei, quando requisitados pelo Ministério Público.

Art. 101. Deixar de cumprir, retardar ou frustrar, sem justo motivo, a execução de ordem judicial expedida nas ações em que for parte ou interveniente o idoso:

Pena - detenção de 6 (seis) meses a 1 (um) ano e multa.

Art. 102. Apropriar-se de ou desviar bens, proventos, pensão ou qualquer outro rendimento do idoso, dando--lhes aplicação diversa da de sua finalidade:

Pena - reclusão de 1 (um) a 4 (quatro) anos e multa.

Art. 103. Negar o acolhimento ou a permanência do idoso, como abrigado, por recusa deste em outorgar procuração à entidade de atendimento:

Pena - detenção de 6 (seis) meses a 1 (um) ano e multa.

Art. 104. Reter o cartão magnético de conta bancária relativa a benefícios, proventos ou pensão do idoso, bem como qualquer outro documento com objetivo de assegurar recebimento ou ressarcimento de dívida:

Pena - detenção de 6 (seis) meses a 2 (dois) anos e multa.

Art. 105. Exibir ou veicular, por qualquer meio de comunicação, informações ou imagens depreciativas ou injuriosas à pessoa do idoso:

Pena - detenção de 1 (um) a 3 (três) anos e multa.

Art. 106. Induzir pessoa idosa sem discernimento de seus atos a outorgar procuração para fins de administração de bens ou deles dispor livremente:

Pena - reclusão de 2 (dois) a 4 (quatro) anos.

Art. 107. Coagir, de qualquer modo, o idoso a doar, contratar, testar ou outorgar procuração:

Pena - reclusão de 2 (dois) a 5 (cinco) anos.

Art. 108. Lavrar ato notarial que envolva pessoa idosa sem discernimento de seus atos, sem a devida representação legal:

Pena - reclusão de 2 (dois) a 4 (quatro) anos.

Título VII

DISPOSIÇÕES FINAIS E TRANSITÓRIAS

Art. 109. Impedir ou embaraçar ato do representante do Ministério Público ou de qualquer outro agente fiscalizador:

Pena - reclusão de 6 (seis) meses a 1 (um) ano e multa.

Art. 110. O Decreto-Lei n.2.848, de 7 de dezembro de 1940, Código Penal, passa a vigorar com as seguintes alterações:

"Art. 61 ....

....

II - ....

....

h) contra criança, maior de 60 (sessenta) anos, enfermo ou mulher grávida;..
...." (NR)

"Art. 121. ....

....

§ 4º No homicídio culposo, a pena é aumentada de 1/3 (um terço), se o crime resulta de inobservância de regra técnica de profissão, arte ou ofício, ou se o agente deixa de prestar imediato socorro à vítima, não procura diminuir as consequências do seu ato, ou foge para evitar prisão em flagrante. Sendo doloso o homicídio, a pena é aumentada de 1/3 (um terço) se o crime é praticado contra pessoa menor de 14 (quatorze) ou maior de 60 (sessenta) anos.

...." (NR)

"Art. 133. ....

....

§ 3º ....

....

III - se a vítima é maior de 60 (sessenta) anos." (NR)

"Art. 140. ....

....

§ 3º Se a injúria consiste na utilização de elementos referentes a raça, cor, etnia, religião, origem ou a condição de pessoa idosa ou portadora de deficiência:

...." (NR)

"Art. 141. ....
....

IV - contra pessoa maior de 60 (sessenta) anos ou portadora de deficiência, exceto no caso de injúria.

...." (NR)

"Art. 148. ....
....

§ 1º ....

I - se a vítima é ascendente, descendente, cônjuge do agente ou maior de 60 (sessenta) anos.

...." (NR)

"Art. 159..
....

§ 1º Se o sequestro dura mais de 24 (vinte e quatro) horas, se o sequestrado é menor de 18 (dezoito) ou maior de 60 (sessenta) anos, ou se o crime é cometido por bando ou quadrilha.

...." (NR)

"Art. 183..
....

III - se o crime é praticado contra pessoa com idade igual ou superior a 60 (sessenta) anos." (NR)

"Art. 244. Deixar, sem justa causa, de prover a subsistência do cônjuge, ou de filho menor de 18 (dezoito) anos ou inapto para o trabalho, ou de ascendente inválido ou maior de 60 (sessenta) anos, não lhes proporcionando os recursos necessários ou faltando ao pagamento de pensão alimentícia judicialmente acordada, fixada ou majorada; deixar, sem justa causa, de socorrer descendente ou ascendente, gravemente enfermo:

...." (NR)

Art. 111. O art. 21 do Decreto-Lei n.3.688, de 3 de outubro de 1941, Lei das Contravenções Penais, passa a vigorar acrescido do seguinte parágrafo único:

"Art. 21..

....

Parágrafo único. Aumenta-se a pena de 1/3 (um terço) até a metade se a vítima é maior de 60 (sessenta) anos." (NR)

Art. 112. O inciso II do § 4º do art. 1º da Lei n.9.455, de 7 de abril de 1997, passa a vigorar com a seguinte redação:

"Art. 1º..

....

§ 4º ....

II - se o crime é cometido contra criança, gestante, portador de deficiência, adolescente ou maior de 60 (sessenta) anos;

...." (NR)

Art. 113. O inciso III do art. 18 da Lei n.6.368, de 21 de outubro de 1976, passa a vigorar com a seguinte redação:

"Art. 18..

....

III - se qualquer deles decorrer de associação ou visar a menores de 21 (vinte e um) anos ou a pessoa com idade igual ou superior a 60 (sessenta) anos ou a quem tenha, por qualquer causa, diminuída ou suprimida a capacidade de discernimento ou de autodeterminação:

...." (NR)

Art. 114. O art. 1º da Lei n.10.048, de 8 de novembro de 2000, passa a vigorar com a seguinte redação:

"Art. 1º As pessoas portadoras de deficiência, os idosos com idade igual ou superior a 60 (sessenta) anos, as gestantes, as lactantes e as pessoas acompanhadas por crianças de colo terão atendimento prioritário, nos termos desta Lei." (NR)

Art. 115. O Orçamento da Seguridade Social destinará ao Fundo Nacional de Assistência Social, até que o Fundo Nacional do Idoso seja criado, os recursos necessários, em cada exercício financeiro, para aplicação em programas e ações relativos ao idoso.

Art. 116. Serão incluídos nos censos demográficos dados relativos à população idosa do País.

Art. 117. O Poder Executivo encaminhará ao Congresso Nacional projeto de lei revendo os critérios de concessão do Benefício de Prestação Continuada previsto na Lei Orgânica da Assistência Social, de forma a garantir que o acesso ao direito seja condizente com o estágio de desenvolvimento sócio-econômico alcançado pelo País.

Art. 118. Esta Lei entra em vigor decorridos 90 (noventa) dias da sua publicação, ressalvado o disposto no caput do art. 36, que vigorará a partir de 1º de janeiro de 2004.

Brasília, 1º de outubro de 2003; 182º da Independência e 115º da República.

LUIZ INÁCIO LULA DA SILVA
Márcio Thomaz Bastos
Antonio Palocci Filho
Rubem Fonseca Filho
Humberto Sérgio Costa Lima
Guido Mantega
Ricardo José Ribeiro Berzoini
Benedita Souza da Silva Sampaio
Álvaro Augusto Ribeiro Costa

SOBRE O LIVRO

Formato: 11 X 18 cm
Mancha: 18,5 x 34 paicas
Tipologia: 11,5 x 14,9 cm
Papel: Pólen Soft 80g/m^2 (miolo)
Cartão Supremo 250 g/m^2 (capa)
1ª edição: 2010

EQUIPE DE REALIZAÇÃO

Edição de texto
Monalisa Neves (Copidesque)
Maria Silvia Mourão Neto (preparação de original)
Raul Pereira (revisão)

Editoração eletrônica
Vicente Pimenta (Diagramação)